U0189357

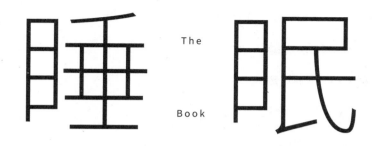

睡眠眠

The Book

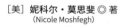

[美] 妮科尔·莫思斐 ◎ 著
(Nicole Moshfegh)

田丽 ◎ 译

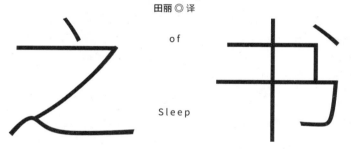

之书

of

Sleep

中国科学技术出版社
·北 京·

The Book of Sleep: 75 Strategies to Relieve Insomnia by Dr. Nicole Moshfegh, PsyD
Copyright © 2019 by Rockridge Press, Emeryville, California
First Published in English by Rockridge Press, an imprint of Callisto Media, Inc.
Simplified Chinese translation copyrights © 2022 by China Science and Technology Press
Co.,Ltd.
Simplified Chinese rights arranged through CA-LINK INTERNATIONAL LLC (www.ca-link.cn).
All rights reserved
北京市版权局著作权合同登记　图字：01-2022-2443。

图书在版编目（CIP）数据

睡眠之书 /（美）妮科尔·莫思斐著；田丽译 . —
北京：中国科学技术出版社，2022.6（2023.12 重印）
　书名原文：The Book of Sleep

　ISBN 978-7-5046-9601-4

　Ⅰ . ①睡… Ⅱ . ①妮… ②田… Ⅲ . ①睡眠—基本知
识 Ⅳ . ①R338.63

中国版本图书馆 CIP 数据核字（2022）第 074559 号

策划编辑	李　卫	
责任编辑	龙凤鸣	
版式设计	蚂蚁设计	
封面设计	尚世视觉	
责任校对	焦　宁	
责任印制	李晓霖	

出　　版	中国科学技术出版社	
发　　行	中国科学技术出版社有限公司发行部	
地　　址	北京市海淀区中关村南大街 16 号	
邮　　编	100081	
发行电话	010-62173865	
传　　真	010-62173081	
网　　址	http://www.cspbooks.com.cn	

开　　本	880mm×1230mm　1/32	
字　　数	117 千字	
印　　张	6.5	
版　　次	2022 年 6 月第 1 版	
印　　次	2023 年 12 月第 2 次印刷	
印　　刷	北京盛通印刷股份有限公司	
书　　号	ISBN 978-7-5046-9601-4/R·2905	
定　　价	68.00 元	

（凡购买本社图书，如有缺页、倒页、脱页者，本社发行部负责调换）

很累，却睡不着

睡眠不足是一种令人非常沮丧，但也很普遍的现象。也许正是因为深受其困扰，此刻你才翻开本书，正急切地寻找获得安稳睡眠的方法。

有这种想法的人不只有你一个。

有许多人正在经历失眠和其他睡眠障碍的痛苦。然而令人欣慰的是，经过几十年的研究，我们发现只要有足够的实践经验、耐心和时间，科学地使用无需药物的自然疗法，你的睡眠状况就可以得到改善。

作为一名临床健康心理学家和治疗失眠的专家，在长达十多年的时间里，我致力于训练和帮助数百名患者克服睡眠障碍，重获身体健康。尽管患失眠的人数还在上升，但是能治疗睡眠紊乱，且有足够多的培训经验和技能的医疗专家是短缺的。造成这种短缺的原因是，尽管外科医生在学校学了相当多关于人体的知识，可是接触的关于睡眠的授课和专业讲座却寥寥无几。现代社

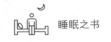

会的压力很大，对失眠缺乏专业的了解，导致大量失眠的人在努力寻找适宜的帮助，却总是求而不得。许多患者找到我时，已经是多年饱受失眠的痛苦，常常几乎吃遍了所有治疗药物，依然束手无策。我亲眼见证他们一旦接受正确的方法，对失眠有了正确的理解，睡眠状况便得到了改善。

本书的写作目的是为读者提供战胜失眠的必备技能和指导，使有睡眠障碍的人最终获得渴望已久的安稳睡眠。本书所提供的策略都是基于数千项科学研究、临床试验和本人的治疗经验。它们简单易行，只要坚持，短短几周到几个月，你也同样能够克服睡眠障碍。相信我，一个休息充分、精神抖擞的你很快就会到来！

目录

▶ 让我们开始吧！

在本书中，你将进一步了解什么是失眠，其存在的普遍性，失眠得不到治疗导致的长期后果，本书提供的策略如何缓解那些失眠症状，以及如何有效地阅读利用本书以达到最佳治疗效果。

如果你正在经历失眠的痛苦，你极有可能一直在努力寻找解决办法。恢复健康睡眠的道路充满波折、挫折不断。消除失眠的过程中，你所遇到的任何挫折都是必经的过程——记住这一点，你就不会气馁。整个治愈的过程，需要不断尝试多种方法，要有耐心，学会善待自己。

在继续阅读本书之前，请允许我花时间表示感谢，并恭喜你已经向自然治愈迈出了一大步。非常感谢你已经认真地读到此处。接下来，让我们一起努力去发现更多治疗失眠的方法，让你掌控自己的睡眠，开启平衡优质的生活。

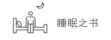
你并不孤单

当你正遭受失眠带来的各种痛苦，仿佛自己是唯一陷入此种痛苦的人时，你感觉被孤立，失去了生活的快乐，感受到一种永远无法恢复"正常"的绝望。如果你也有同样的感受，要知道在任何时候都会有很多人与你感同身受。

事实上，平均三个成年人里，就有一个人失眠。仅在美国，患有失眠的人数就超过了8000万！据估计，6%~10%的人达到了失眠的标准。在基础医疗访问中，有超过20%的人称自己有明显的失眠症状。即便在没有达到失眠标准的群体中，许多人也会在白天感到乏力和忧虑，这些都是失眠所引起的。

被诊断为失眠的人是主观上（自己的感觉）对自己的睡眠质量或者时长不满意。失眠可以表现为不同形式，包括入睡困难（"睡眠起始性失眠"或者"起始失眠"）、难以维持睡眠状态（"睡眠维持性失眠"或者"中间期失眠"）和早醒，早醒也就是比预期起床时间早很多就醒来，且无法再次入睡（被称为"终期失眠"）。失眠症状还包括尽管有足够多的机会入睡，却仍然长期缺乏恢复性睡眠或者休息性睡眠。

失眠可以被归为一种睡眠觉醒障碍，意思是对自身睡眠状态不满意，并在醒来时感觉忧虑、身体不适。身体不适有多种表现，比如，感觉疲劳疲倦、生病无法上学或者工作、无法集中注意力甚至是无法正常工作。身体不适还会表现为许多精神和身体上的症状，比如，情绪低落、易怒、焦虑、忧虑、抗挫折能力差、头痛、肌肉酸痛、胃痛等。

从医学标准的角度来讲，以上睡眠障碍持续超过三个月或者更长时间，可以称之为慢性失眠或者持续性失眠。

失眠症状持续时间不超过三个月，且伴有强烈的痛苦或者已经影响到个人的社交、学习、工作和生活，可以归为急性失眠或者情境性失眠。

因为急性失眠通常不需要人为干预就能自愈，目前许多治疗失眠的有效方法主要用于治疗慢性失眠。当失眠持续时间超过几个月，它就会失去控制——无论何种原因引起失眠，这些原因都不应该导致失眠持续下去。相应地，我们需要关注其他一些因素：生物钟、睡眠驱动力和睡眠干扰因素，这些因素会导致长期失眠。如果我们能通过行为和认知干预来改变这些因素，睡眠质量就会得到改善。

请记住，相对于其他人而言，本书中提到的一些策略可能会更符合你的情况。无论你正在经历急性失眠、慢性失眠、轻微失

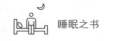
眠、中度失眠，还是重度失眠，本书将提供多种选择，解决你个性化的失眠问题。

在帮助患者分析导致长期失眠的原因并引导他们通过制订科学计划治愈失眠的整个过程中，我见证了患者巨大的心理压力得到释放，也知道这些策略的确行之有效。毫无疑问，只要长期坚持，你也可以从失眠的巨大痛苦中解放出来，回归正常快乐的生活。

失眠对人的长期影响

如果此时此刻你正在阅读本书，说明你已经走在努力减轻失眠痛苦的道路上。但有些时候，这条道路并非一帆风顺。对于任何变化过程，中途遇到障碍是正常的，但是如果失眠无法被彻底治愈（或者用不正确的手段治疗失眠，比如酒精或者药物），那么长期来看，这极有可能导致不良的健康状况。

在讨论失眠症状对健康造成的不良影响之前，请允许我事先声明，列举这些不良影响并不是增加你目前已有的焦虑。如果此时此刻你已经在承受巨大的焦虑和痛苦，可以跳过这一部分，直接翻到第7页，阅读关于治愈失眠策略的部分。

当阅读失眠症状的严重后果时，你可能会感觉不堪重负，这恰好提醒你，你可能会遇到挑战，只要长期坚持这些策略，就一定能取得成效。

近年来，关于睡眠不足的报道屡次在媒体和新闻中出现，它的不良影响也被反复强调。尽管大部分此类报道对大众以及主动熬夜者（或者身处不良工作环境中的人们）进行了失眠知识的普及教育，但它们也不经意地加重了失眠者的焦虑，使问题更加严重。请注意，本书中提到的诸多不良影响，大多是基于一些多年遭受失眠或睡眠缺乏的困扰且症状非常严重的患者。如果你刚刚开始失眠，一旦症状开始减轻，身体健康状况很快就能恢复。另外，一些媒体上广为流传的报道并不都基于有科学依据的严谨研究。我希望为读者朋友们提供最新的，经过实践研究的事实，打破以往关于失眠的谣言。

如果失眠症状长时间未被治愈，会导致精神障碍的加剧，包括抑郁症、焦虑、药物滥用。如果患者在患疾病时经历过严重的创伤，失眠还可能让他患上创伤后应激障碍。另外，失眠还可能是自杀的前期征兆。除此之外，如果患者已经患有抑郁症，失眠会让其康复变得更加困难。即使抑郁症患者已经康复，失眠也会增加他们再次患上抑郁症的风险。

长期失眠也会影响到我们的心血管系统、新陈代谢，以及思维功能。尤其是平均每晚睡眠时间小于5小时，且失眠时间超过一

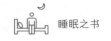
年的患者，患高血压和Ⅱ型糖尿病的风险会增加。慢性和严重失眠还会增加患心脏病的风险。研究表明，当患者长期缺乏睡眠，以上疾病逐步发展，会导致身体上各种压力增加和炎症加重。

就思维过程而言，长期失眠的人会不时地产生思维障碍。比如，在采取行动前，应对新的或者未知的挑战时，抵制外界干扰和排除杂念时，需要花费更多时间。当然，在对于失眠患者造成思维障碍的个体研究中，存在个体差异和区别，有些患者受到的影响比较小，甚至是没有，因此要谨慎看待研究结果。除此之外，长期失眠者（以及患有其他睡眠问题的人）容易患帕金森综合征，一种神经退化性疾病，会缓慢地破坏人的记忆和思考能力。

从身体机能和社交生活的角度来看，长期失眠会降低工作效率，增加请假的次数，进而整体降低生活质量。

尽管长期失眠和睡眠不足极有可能给身体健康造成不良后果，但是令人欣慰的是你现在已经开始想方设法治愈失眠，防止身体上各种疾病的进一步发展。

治疗策略如何治疗失眠

治疗失眠的方法有许多，包括药物和非药物的干预，其中有一种干预失眠的方法被证明是最有效的认知行为疗法（Cognitive Behavioral Therapy，简称为CBT）。

艾伦·贝克博士和阿尔伯特·艾利斯博士是认知行为疗法的鼻祖。他们开创的认知行为疗法坚持一个基本前提，即心理和情感上的不良情绪的产生并非仅来自事件本身，还来自我们对自身问题不正确的认知。认知行为疗法通过更改"不正确"的认知，重新构建正确的认知结构，进而解决患者的心理问题。

许多人把失眠单纯地看作生理问题，但实际上我们的身体和思想是紧密联系的。甚至一些致命疾病，比如心脏病、阿尔茨海默病、糖尿病或者癌症都与长期承受压力或者心理障碍有关。由此，心理干预和药物治疗同样重要，提早预防这些疾病也不容忽视。失眠也不例外。

尽管一些引发失眠的因素不易被察觉，但大部分的失眠都由一些压力加剧造成。但这些诱发因素一般不会让失眠长期持续存在。只有三个因素被破坏才会让失眠长期存在——生物钟、睡眠驱动和觉醒系统（比如困扰睡眠的长期压力和焦虑）。当失眠时

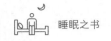

间超过几个月，患者会尝试一些自认为有利于改善睡眠的行为，比如，在夜间多次醒来后延长在床上休息的时间。但这些行为只会让失眠问题持续或者加剧。一些不正确的认知和行为因素，比如，不健康的睡眠模式或习惯反而会破坏这三个因素。认知行为疗法的主要目的是改变行为和认知，并围绕其展开治疗。

认知行为疗法被广泛用于治疗各种精神障碍，其分支睡眠认知行为疗法（CBT–I）专门针对失眠患者，也在逐步发展。经过多次研究论证，睡眠认知行为疗法已经被证明是治疗成年失眠患者的有效手段。事实上，美国医师协会，美国最大的医学专业协会和第二大医生团体，都推荐优先选择睡眠认知行为疗法作为失眠的初始治疗，而并非药物治疗。协会声明表示，"睡眠认知行为疗法可以实现比药物疗法更优的整体治疗效果"。

睡眠认知行为疗法主要包括睡眠知识教育和睡眠卫生、睡眠（休息时间）限制疗法、刺激控制疗法、认知疗法和各种抗觉醒方法。

睡眠卫生是指有助于改善和维持良好睡眠的行为。睡眠卫生可以理解成口腔护理中牙线的使用。尽管使用牙线是预防牙龈疾病和龋齿必不可少的方法之一，你仍然需要规律地刷牙，在牙齿产生问题时接受治疗。同样，睡眠卫生是治疗失眠的有效方法，但仅有它还远远不够，其他疗法也同样适用。

睡眠限制疗法主要通过减少躺在床上的时间，提高睡眠驱动力，实现整晚安稳睡眠而**刺激控制**打破了"床"和"无法入睡"之间的既定关联。根据患者的实际情况，可以选择使用一种疗法或者两种都用。

睡眠认知行为疗法中的**抗觉醒疗法**主要是指认知疗法和放松疗法。**认知疗法**改变患者关于睡眠的无效认知，这些无效认知让患者产生焦虑进而持续地失眠，该疗法通过指导，帮助建立对睡眠的正确认知。**放松疗法**可以放松我们的急性应激反应（交感神经系统），比如渐进性肌肉放松法、腹式呼吸法、想象训练和减少心理觉醒，放松疗法可以让体内休息系统（副交感神经系统）工作，对睡眠起到至关重要的作用。

多年来，睡眠认知行为疗法被视作治疗失眠的"标准"治疗方法，同时各种身心疗法的使用也呈迅速上升趋势。尤其是正念冥想、太极、气功和瑜伽都被深入研究并证明可以有效缓解失眠症状。与放松疗法一样，身心疗法通过降低人的生理反应缓解失眠症状。尽管这些身心疗法被证明可以单独使用，多数情况下，尤其是在治疗长期失眠和严重失眠时，它们还是需要与传统的睡眠认知行为疗法相结合。

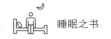

上千个临床案例已经证明这些疗法是有效的，我也亲眼见证了失眠患者的治愈过程。本书提供的诸多策略全部来自睡眠认知行为疗法、放松疗法和身心疗法，目的是呈现广泛的、优秀的方法，帮助大家走出失眠的痛苦。

如何充分利用本书

相信你已经对失眠及其有效的治疗方法都有所了解，是时候找到适合自己的方法策略，获得香甜的睡眠。在接下来的章节里，本书提供了74种治疗失眠的策略，所有的策略都是精心挑选的，经过了临床研究，有最佳的治疗效果，能最大程度上帮你摆脱失眠的痛苦，获得轻松愉悦的心情。

治疗失眠的书不计其数，本书的独特之处在于它并不提供某种万能的治疗方法。过往经历、家庭背景、生活环境和文化塑造了我们，形成了我们对世界和周围人的看法，甚至还有我们身体健康状况的现状和变化。仅仅用某种方法或者套用某个"公式"就对地球上所有人都奏效，显然是不切实际。因此，本书试图为读者呈现尽可能多的选择，读者可以根据自己特有的需求，从中挑选出适合自己的方法，量身定制最佳治疗计划。

在撰写本书时，设计了方便读者查找的表格形式，让你轻松地找到适合自己的方法。你可以直接翻阅到对应的策略，了解方法的具体实施以及其原理。此时此刻，你可能急不可待地想知道从何开始、如何坚持。因此，我简明扼要地总结本书的阅读指南，帮助你充分利用本书，打造适合你的最佳治疗计划。请注意，本书的方法可以与你正在实施的其他任何治疗手段共同使用，无论是药物还是心理治疗。

我建议你从找到导致长期失眠的持续性因素开始，即睡眠驱动力、生物钟和觉醒干扰因素。最好的方法是写睡眠日记。首先至少写一周睡眠日记，再决定采用哪些方法。睡眠日记可以帮助我们了解之前没注意过的睡眠模式或行为，这些都会导致失眠。可以直接翻到本书策略1"坚持写睡眠日记"，这一部分教你如何写睡眠日记。同样建议在使用本书的一些方法后，仍然坚持写睡眠日记，目的是记录你的治疗进程。

写完了一到两周的睡眠日记后，首先明确自己的睡眠情况，下一步需要分析记录的内容。你可以通过阅读睡眠策略5中的"增加你对睡眠的认识"这一部分，轻松地找到适合自身的最佳治疗策略。

一旦明确导致长期失眠的持续性因素，你就可以按照第27页的"睡眠卫生列表"，开始依据睡眠卫生细则具体实施，让睡眠卫

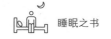

生成为你的日常生活习惯。

在睡眠卫生习惯养成后，可以关注其他的一些持续性因素。阅读第23~25页，开始着手解决诸如睡眠驱动问题或者生物钟紊乱问题，按照第27页"制订行动计划"，把这些方法添加到行动计划中。

有些人可能在实施以上方法后，失眠会明显改善，然而多数情况是，你仍然需要把1~2项抗觉醒策略加入行动计划中。这就是为什么除了以上提到的策略，书中的其余部分都在介绍抗觉醒策略。你还会阅读到几十种方法来减少夜间醒来的情况，本书还提供了各种关于治愈失眠的信息，如果某些方法效果不明显，本书可以帮你找到原因，鼓励你、帮助你解决在治愈失眠过程中遇到的任何困难。

失眠是一种衰竭性甚至是危及生命的疾病，它会影响你生活的方方面面。在与无数失眠患者，以及其他精神障碍患者一起走向康复的道路上，我能真切地感受到患者的痛苦和挣扎。我知道他们很容易放弃希望。有些患者曾经认为毫无希望，但是我有幸参与他们曙光降临的时刻，变得曾经无法想象的健康、快乐。因此，我可以信心满满地告诉你，最终你也可以做到。

所以，让我们一步一个脚印地踏实前行。请记住，只要有动力和决心，你就可以通过改善睡眠，改变你的人生。

策略1 ▶ 坚持写睡眠日记

深层原理

睡眠日记是追踪睡眠和评估失眠状况的主要工具之一，主要记录我们前一晚睡眠的时长和质量。坚持写睡眠日记能让我们准确回忆起一些睡眠细节，这些细节可以帮助我们摆脱失眠困扰。或许你希望通过使用一些健康记录装置，比如运动手环或者运动手表来记录睡眠状况。但是，令人遗憾的是，这些设备只能探测位置的移动，而非睡眠。准确、客观地监测睡眠的唯一方法是多导睡眠图或整夜睡眠研究。然而，失眠并不是完全客观的，还包括我们的主观感受——包括如何看待自己的睡眠——因此写睡眠日记就显得尤为重要。

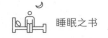

如何写睡眠日记

每天早上醒来，用下面的表格记录你前一晚的睡眠情况：

表1　睡眠情况记录

问题记录	日期（比如：2022年5月18日）
昨晚什么时间开始上床睡觉？	晚上11:00
什么时间开始尝试入睡？	晚上11:30
需要多久进入睡眠？	1小时
晚上会醒来几次？醒来后，清醒的时间总计多长？	2次，总共1.5小时
最后一次醒来是什么时候？是否比预想的醒来时间要早？	早上6点，是
早上什么时间起床？	早上8点
其他事项 （午休，喝咖啡，锻炼）	下午3点，午睡30分钟

（注：上述例子中，总体睡眠时间是4小时，床上休息时间是8.5小时）

具体实施方法

坚持写睡眠日记，至少坚持一到两周，观察是否存在一些规律。睡眠日记记录的是一个大概的睡眠情况——没有必要整夜都查看钟表，也没有必要在夜间做记录，你只需要在一早醒来时，

回想并估计一下以上问题的答案。这些睡眠日记能让你找到影响
睡眠的因素，也会帮助你追踪整体睡眠状况。

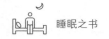
策略2 ▶ 昼夜节律——我们能感知的身体节奏

深层原理

　　我们身体里都藏着一个钟表，它决定我们睡觉的时间，也被称为"昼夜节律"。然而，人体自然的"昼夜节律"周期比24小时略长。为了控制由于周期略长而产生的微小偏差，我们的身体会借助外部环境变化做调整。

　　规律的起床时间可以帮助我们"设定"体内钟表，并控制"昼夜节律"偏差。如果你曾经倒过"时差"，也就是从一个时区跨越到另一个时区，你就容易理解这种感觉。每天在不同时间醒来让我们的身体感觉是在不同时区穿梭。如果你不想每天倒"时差"，请按照规律的时间起床，即使是周末。

具体实施方法

为自己设定一个标准的起床时间：

1. 在没有任何日程安排的情况下，确定自己自然起床的时间。

2. 在有日程安排的情况下，确定自己必须起床的最晚时间。

3. 如果上述两个时间相差不到1小时，把闹钟设置成其中的一个时间点。

4. 如果上述两个时间相差大于1小时，把闹钟设置成必须起床的最晚时间。起床后，尽可能地抓紧时间，提高效率。即使在没有日程安排时，也要按照同样的时间起床，保持一致。

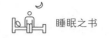
策略3 ▶ 请不要总躺在床上

深层原理

　　我们的大脑不停地加班"工作"。为了避免超负荷运转又保持高效且帮助我们不断地接受新事物，大脑会寻求一些捷径。其中一种捷径就是条件反射——训练我们的大脑对某种刺激物自动做出反应。逐渐地，大脑学会了将某种特定的物体与反应相匹配。

　　由于我们必须躺在物体表面或床上睡觉，随着时间的推移，我们的大脑开始把床（刺激物）和睡觉（反应）联系起来。但是，如果我们经常因为焦虑、睡眠困难而清醒地躺在床上，我们的大脑就会慢慢地开始把床与压力、焦虑联系起来，而不是睡眠。令人欣慰的是，如果在你不睡觉或者睡不着的时候，起身离开自己的床，这种条件反射就可以消除。

具体实施方法

　　如果你感觉已经在床上躺了超过20分钟（不需要看表），而且知道不可能入睡，请起身离开床，找个令人感到舒适、惬意的地方坐下来。在这个舒适的地方，做一些令人感到放松的事情，最理想的情况是做一些有点儿无聊的事情（比如，读一本消磨时间的书，叠衣服，等等），直到你感觉到困倦。一旦产生困意，立刻回到床上睡觉。如果仍然没有睡着，重复这个过程。请记住，这个过程适用于睡眠开始、中间和结束时，所以一旦比预计的时间醒得早，也应该离开你的床，而不是继续躺在床上。

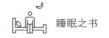

策略4 ▶ 让自己松弛一下

深层原理

长时间的工作、日间活动和无处不在的高科技让我们的大脑难以得到片刻休息，也无法从一天的活动中放松下来。这些最终导致超负荷的觉醒刺激，让我们睡不着或者无法获得修复性睡眠。我们很难意识到，如果长时间忙于工作，为考试苦读，或者刷手机浏览社交媒体，那么睡觉之前身体就没有充分的时间沉静下来。正如你无法期待一个四处疯玩、刚看完一场精彩表演的孩子，立刻躺下睡觉一样，同样的道理也适用于成年人。我们需要通过降低外界刺激，给大脑一个放松的机会，让它意识到睡觉的时间到了。

具体实施方法

在睡觉之前，留出一段时间，做一些与工作、学习、日常琐事无关的事情。睡前如果能留出1个小时（如果想早点儿，超过2个小时也可以）是最理想的。在这段时间里，专注于一些让自己心情平静、愉悦和放松的活动。尽量避免使用电子屏幕，如果必须使用，确保调低设备上的蓝光。如果你决定要看电视或者读书，选择那些不会让人越看越兴奋或者"欲罢不能"的节目或书籍。

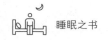

策略5 ▶ 增加你对睡眠的认识

深层原理

尽管导致失眠的因素有很多，但只有三个因素会引发长期失眠——体内失衡、生物钟紊乱和过度觉醒。明确具体是哪种因素引发长期失眠，有助于你正确地解决失眠问题。

当人体的睡眠驱动力下降时，体内平衡被打破——就像是身体内没有足够的能量熬过整个夜晚；当起床和睡觉的时间频繁更换时，人体的生物钟开始紊乱；当人过度焦虑或者压力过大时，就会过度觉醒。

找到导致你失眠的"元凶"，首先根据自己的实际情况，回答以下几个问题：

1. 体内失衡

a. 是否在白天午睡？

b. 是否整日久坐？

c. 是否喝咖啡、吸烟或者饮酒？

b. 不睡觉的时候，是否也会躺在床上？

2. 生物钟紊乱

a. 每天起床时间的差异是否会在1小时以上？

b. 是否天生爱睡早觉，却不得不早起？或者天生喜欢早起，却不得不熬夜？

3. 过度觉醒

a. 是否在入睡前，有很长时间的焦虑？

b. 是否为睡眠担心？

c. 为了入睡，是否必须做一些特定事情？

d. 入睡时，是否感到焦虑、痛苦或者受挫？

e. 是否会因为工作、学习或者其他因素，而感到有长期压力？

如果你对以上问题，有一个或者以上的回答是肯定的，请找到相应的解决办法。

表2　解决体内失衡问题的策略

策略序号	策略名称
8	向咖啡因说"不"
9	让自己有睡意

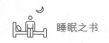

续表

策略序号	策略名称
10	远离香烟
11	重新考虑"睡前小酌"
12	让自己运动起来
13	把午睡留给"婴儿"
19	一分耕耘，一分收获
26	你的确困了吗？
44	保持头脑清醒，需要多少睡眠时间？
60	保持清醒
74	不要限制睡眠，而是压缩睡眠

表3　解决生物钟紊乱的策略

策略序号	策略名称
2	昼夜节律——我们能感知的身体节奏
18	物以类聚，人以群"睡"
41	亮起来
45	灯光照明时间
48	早上的快乐

表4　解决过度觉醒的策略

策略序号	策略名称
3	请不要总躺在床上
4	让自己松弛一下
6	合理安排"焦虑"时间
7	把床当成美味大餐吧
15	无须殚精竭虑
16	停止给自己施加压力
20	视觉意象
21	努力地"入睡"，还是保持"清醒"？
24	放松肌肉
25	你并非无药可救
27	把一天的情况写出来
28	你只需要呼吸
29	对抗急性应激反应
30	如果刚开始，你没有获得成功
31	找到解决方案
32	允许自己进入"当下"模式
33	注意力分散
35	反复思考引发思想反刍
37	睡觉是重中之重
40	做一个全身扫描
42	理解疲劳

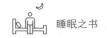

续表

策略序号	策略名称
43	睡前洗澡
51	多任务并行促睡眠
52	像科学家一样思考
53	为睡不着做好计划
54	练习正念冥想
55	没有什么是容易的
56	从"精疲力竭"到"内心充满活力"
57	做一名"瑜伽达人"
58	向"胡思乱想"发起挑战
59	不妨坐起来
61	持有一颗感恩的心
63	增强应变能力
65	走下"焦虑"的列车
66	最后一次夜间看表？你确定吗？
67	气功
68	相信自己
69	你先戴上氧气面罩
70	克服对未完成任务的焦虑
72	太极拳

睡眠卫生

　　睡眠卫生是指为了获得良好睡眠所做的一系列实践或者养成的习惯。睡眠卫生是良好睡眠的前提条件，但仅有睡眠卫生习惯，还不足以解决所有失眠问题。相应地，它们是治疗失眠的基础。

　　在下文中，你会发现一系列关于睡眠卫生的具体方法。阅读完每一种方法后，回到本页，划掉正在实施的一些方法，再把其他方法都添加到治愈失眠的行动计划中。之后，翻到本书第36页的"制订行动计划"，这一部分指导你完善行动计划。

表5　关于睡眠卫生的方法

策略序号	关于睡眠卫生的具体方法	是否已经实施
8	向咖啡因说"不"	
10	远离香烟	
11	重新考虑"睡前小酌"	
12	让自己运动起来	
17	正确安排饮食时间	
22	减少蓝光摄入	
23	保持安静	
36	有利于睡眠的食物	

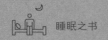

续表

策略序号	关于睡眠卫生的具体方法	是否已经实施
38	保持室内温度凉爽	
39	床垫很重要	
46	人体离不开水	
47	与失眠为伴	
50	创造一个有利于睡眠的环境	
62	让睡觉充满仪式感	
71	睡前零食	
73	保持室内黑暗	

策略6 ▶ 合理安排"焦虑"时间

深层原理

　　你是否曾经在睡觉之前，感到非常疲劳、困倦，可是头一旦挨上枕头，大脑就开始高速运转？如果在入睡前你频繁地在困倦和清醒之间来回"切换"，大脑会不断释放信号，让你为明天做计划，或者担心为什么总是睡不着。大脑不仅会让你把"床"和"清醒"联系起来，而且会增加大脑的觉醒水平，进而让大脑无法自然地产生困意，进入睡眠。最好的办法是养成好习惯，入睡前提前做好明天的安排或者把焦虑的时间前置，从一天紧张的工作中释放出来，给大脑留出足够放松的时间，同时打破"床"等同于"清醒"的魔咒。

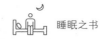
具体实施方法

养成提前做计划，甚至将焦虑时间前置的好习惯。在接下来的两周时间里，每天留出20分钟的时间分项列出明天的安排或者白天积攒的焦虑。这20分钟需要在准备入睡前至少2到3个小时，最好是在刚刚完成当天的工作或者日常活动之后。如果躺在床上，你发现自己还是无法控制焦虑，请提醒自己，把这份焦虑放到第二天专门安排的"焦虑"时间里。

策略7 ▶ 把床当成美味大餐吧

深层原理

我们人类的大脑总在不断地分析环境，与环境互动，告诉我们接下来要做什么、感受什么、思考什么。你是否有过类似的体验，美餐一顿后，第二天跟其他人聊起来的时候，禁不住嘴里冒口水？这可以很好地帮助你理解条件反射——我们的大脑总是能把某种事物（物体、想法或者回忆）与特定思想反应联系起来。

如果你总在床上吃东西、读书、看电视、使用笔记本、刷手机或者其他电子设备，长此以往，你的大脑就会自动地、无意识地把床和以上活动联系起来，唯独没有与睡觉建立联系。实际上，研究显示，那些总花时间在床上做睡觉以外的事情的人，往往睡眠不好。因此，让我们不如把床当成一顿美味大餐吧，请把它留给睡觉时享用，当然做爱是个特例。

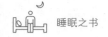
具体实施方法

　　养成只在床上睡觉和做爱的好习惯，如果整间卧室都只用于这两件事是最理想的。把所有分散注意力的东西都移开，比如电视、电脑，如果可能的话，甚至包括手机。在床或者卧室以外的地方，开辟一个舒适区来做其他活动，提醒自己尽管会遇到挑战，但很快就会有更好的睡眠。

策略8 ▶ 向咖啡因说“不”

深层原理

　　我们清醒的时间越长，人体就会越多地分泌一种叫作“腺苷”的化合物。腺苷是一种能够引发睡意，降低清醒度的大脑化合物。而当我们摄入咖啡因时，咖啡因会阻断腺苷向大脑传输睡意信号。因为咖啡因的半衰期是5到7小时，也就是说如果你在晚上7点左右喝咖啡，凌晨2点时，体内还留有一半的咖啡因。在身体完全代谢掉咖啡因时，你也要“崩溃”了。因此那杯晚上7点钟的咖啡，不仅让你在晚上无法正常入睡，在第二天早上9点时，因为睡眠缺乏，腺苷不断增加，不断向大脑传输睡意，信息却无法传递。这是一个无休止的循环。如果你不想一直计算睡觉前体内咖啡因的留存量，最好的办法是向咖啡因说“不”。

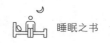

具体实施方法

由于各种原因，完全不喝咖啡非常难，可以尝试在午饭后不喝咖啡，同时把咖啡的饮用限制在200到300毫克（约相当于两杯236毫升咖啡杯的量，具体计算要根据冲泡量）。请记住脱咖啡因咖啡、黑巧克力和一些止痛药都含有咖啡因。

策略9 ▶ 让自己有睡意

深层原理

　　失眠会让人整整一天感到困乏。许多人认为如果我们早于往常"休息"或者准备睡觉，我们的身体更有可能产生睡意。然而这种方法实际上只适用于睡眠缺乏的人，因为他们只是缺少睡觉的机会，而已经长期失眠的你有足够多的机会睡觉，但就是无法入睡。这似乎听起来有些奇怪，但事实是，你应该等自己感到困倦时，再去睡觉。

　　长期失眠的人已经习惯性地将"床"与"睡不着"联系起来，因此除非感到非常困倦，他们不会很快入睡。而无法尽快入睡无疑会使问题变得更糟糕。除此之外，"躺下但睡不着"的情况越频繁，机体就越难产生足够的睡眠驱动力让我们整晚睡得香甜。关于更多何时疲倦和何时准备睡觉的区别，详见策略26"你

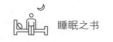

的确困了吗？"

具体实施方法

在接下来的两周，不要刚开始感到疲劳，就马上准备上床睡觉。如果你的确感觉需要休息了，可以找椅子或者沙发坐下来。一旦发现自己有以下生理反应，比如眼睛开始不由自主地闭上，或者头开始不受控制地前后摇晃，你就可以准备睡觉去了。

制订行动计划

尽管许多方法都可以自己实施，大多数都需要有其他人帮忙，才能更有效地解决失眠问题。因此制订个性化的行动计划是非常有帮助的。

在表格中，首先明确自己即将实施的睡眠卫生策略。在本书"策略5"部分，你可以找到导致自己失眠的睡眠干扰因素。接下来，把睡眠干扰因素相对应的睡眠策略添加到你的行动计划中。

以下是一个行动计划样例。样例中的这位失眠患者三项睡眠干扰因素都有，他选择了部分睡眠卫生策略，从刺激物控制疗法开始。

表6　行动计划样例

策略序号	策略名称	解决的问题
8	向咖啡因说"不"	睡眠卫生（与体内平衡相关）
12	让自己运动起来	睡眠卫生（与体内平衡相关）
17	正确安排饮食时间	睡眠卫生（与过度觉醒相关）
38	保持室内温度凉爽	睡眠卫生（与过度觉醒相关）
2	昼夜节律——我们能感知的身体节奏	生物钟
3	请不要总躺在床上	过度觉醒
7	把床当成美味大餐吧	过度觉醒
9	让自己有睡意	体内平衡
13	把午睡留给"婴儿"	体内平衡
26	你的确困了吗？	体内平衡

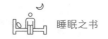
策略10 ▶ 远离香烟

深层原理

目前，我们都知道吸烟对健康有害，甚至会致命，但是你知道吸烟也会影响睡眠吗？因为尼古丁是一种兴奋剂，会影响人的大脑，进而影响睡眠，就如同咖啡因一样。尼古丁不仅会减弱你入睡的能力，还会降低产生快速眼动睡眠和低波睡眠的能力，而这两种睡眠对我们的健康都起到修复作用。实际上，研究表明，吸烟者患有睡眠障碍的数量是非吸烟者的两倍，他们在白天也常常会精神不振。尽管戒烟非常难，但整体来说，对你有许多好处。

具体实施方法

令人遗憾的是，在戒烟早期，你会感到整体睡眠质量下降，夜间时常醒来，醒来后又难以入睡，甚至有抑郁倾向。一定要不断提醒自己要按照本书所提供的方法去做，这非常重要。随着时间的推移，你会变得越来越好。

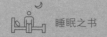

戒烟"好助手"

许多人都发现冥想可以帮助他们更有效地"看清楚"抽烟的冲动——也就是说,冥想让你发现并意识到你有了想抽烟的冲动,客观坦诚地描述它,看着它逐渐减弱。这需要长期实践,但只要反复地重复,就会有效果。

策略11 ▶ 重新考虑"睡前小酌"

深层原理

许多人相信在晚饭后或者睡前小酌一两杯有助于睡眠，这其实没有任何事实依据。酒精其实是一种镇静剂。刚刚饮完酒，酒精就开始麻痹大脑的前额叶脑皮层——我们大脑的前额叶脑皮层主要控制我们的冲动，帮助我们思考和计划。随着时间的推移，酒精开始麻痹大脑其他部位，快速让你进入昏迷状态。然而，酒精产生作用期间，大脑产生的脑波与自然睡眠状态下的并不相同。事实上，当我们在酒精的作用下"睡觉"时，期间我们会不断地醒来，这会让我们无法进入修复性睡眠。因为你的大脑被酒精麻痹了，相信自己睡得很沉。这段时间，你会失去记忆，这就是为什么到第二天醒来时，许多人都想不起来昨晚发生的事情了，部分原因是他们糟糕的睡眠状况。除此之外，酒精让我们无

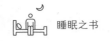

法进入快速眼动睡眠，快速眼动睡眠会对记忆力整合和记忆联想产生重要影响。

具体实施方法

在漫长的一天后，你一定想喝一杯红酒来放松，不妨考虑更换成其他的方式。不妨多试几种放松方式，找到最适合自己的。比如在室内点上蜡烛或者香薰，喝一些花草茶，做个全身按摩或者做几个深呼吸运动。一旦能有充足的睡眠，也许你不会再想在睡前"来一杯"！

策略12 ▶ 让自己运动起来

深层原理

你是否注意到充分运动之后，自己的睡眠质量提高了？你的感受与科学的临床试验是一致的——运动能够改善睡眠质量，帮助你尽快入睡，减少睡前冥想的时间。对于成年人来说，运动能增加你总体熟睡的时长，提高整体睡眠效率。运动可以增加能量耗损、促进胺多酚分泌或者提升体温帮助身体进入修复性睡眠。运动还可以通过疲倦让你缓解压力，进而增加睡眠驱动力。

运动和睡眠的关系是相互的——你睡得越好，越需要运动消耗掉身体能量，进而会继续睡得好。随着时间的推移，逐渐形成自己的运动习惯将极大地提升睡眠质量。

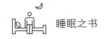

具体实施方法

　　思考一下，为自己设定实际且易于实现的小目标，提升身体的整体活动水平（比如，每天10分钟，每周三天）。平时太忙了，没有时间去健身房或者跑步？可以尝试一些小的改变，比如把车停远一些，出门尽可能地步行或者骑车。一天当中，中间要适度休息，散散步或者做拉伸。

策略13 ▶ 把午睡留给"婴儿"

深层原理

从早晨起床开始，我们的身体就开始积累睡眠驱动力，直到夜晚我们躺在床上，积累了一天的睡眠驱动力让我们轻松入睡。然而，如果我们白天午睡，睡眠驱动力就会开始懈怠，午睡或者久坐时间越长，我们的睡眠驱动力就越弱。

睡眠驱动力的减弱让我们很难入睡，同时妨碍身体进入更深度的、更具修复性的睡眠，而修复性的睡眠对身体呈现出最佳工作状态至关重要。虽然有点难以理解，但如果晚上睡得越少，白天就越想午睡，令人遗憾的是，如果白天午睡，从长期来看对你的身体并没有好处。因此，午睡应该留给"婴儿"，在睡眠恢复正常之前，你应该停止午睡。

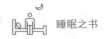

具体实施方法

　　下一次想睡午觉的时候，不妨先想一下是否是出于安全考虑需要午休（比如，需要开车，操作大型机器，等等）。如果情况确实如此，确实是为了自身安全，那就尽管去睡吧！如果仅仅是因为疲劳，不妨出去散散步，或者在身体允许的情况下，拉伸一下身体。请记住，延迟满足会让我们日后获得更多的回报。

策略14 ▶ 打破安眠药的神话

深层原理

安眠药（比如安必恩、艾司唑仑片）和酒精一样通过镇定大脑影响我们，让我们误认为自己睡着了。服用安眠药入睡时，大脑产生的脑波与自然入睡时产生的脑波截然不同。这种入睡状态，就像被注射了麻醉剂。你可能会认为自己获得了更多睡眠，但客观来讲，事实并非如此。缺乏自然睡眠，对我们有身体损伤的风险，比如，记忆力衰退、抵抗疾病或者传染病的能力下降，甚至会影响我们的寿命。

更糟糕的是，安眠药的使用还会增加重大交通事故、患心脏病、中风和癌症的风险。停止使用安眠药，失眠会反复，你很可能会继续服用，从而进入无休止的循环——所有这些都在说明，自然地治愈失眠从长期来看是有利的。

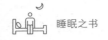

具体实施方法

　　睡眠认知行为疗法（CBT–I）被证明与服用安眠药有相同效果。本书所提供的技巧和方法可以帮助你更好地控制失眠症状。当你已经准备好开始实施这些自然疗法时，要跟医生沟通减少安眠药的用量。找一位专业的认知行为治疗师指导整个治疗过程，当然也是有帮助的！

玛丽的睡眠故事

玛丽第一次找到我治疗失眠时，已经经历了十个多月的失眠。泪水流过脸颊，她告诉我已经尝试过所有能想到的方法——从各种处方类药物、草药、药油到催眠、安眠药和敲击助眠。

经过与我们的深入交谈，玛丽发现自己在睡不着的情况下还躺在床上，这会导致长期的睡眠片段化和过度觉醒。

通过对玛丽的睡眠日记进行研究，我们确定综合使用睡眠限制、睡眠刺激控制和放松疗法对治愈她的失眠症最有效。

根据相应的治疗方案和反觉醒策略，玛丽严格按照我们制订的计划实施，最终连续8周，睡眠时间增加到每天7.5小时。经过治疗，她树立了自信心，相信自己可以依靠自身自然地恢复睡眠。

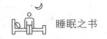
策略15 ▶ 无须殚精竭虑

深层原理

如果我们开始为睡觉殚精竭虑，想尽各种手段努力让自己睡着，毫无疑问我们的焦虑会增加，焦虑会减弱产生睡眠的能力。长年累月的失眠意味着我们可能要吃安眠药、草药或者其他药物，使用最先进的设备改善睡眠。一直使用这些"努力"改善睡眠的方法只能让问题持续存在。我们能做到的最好是提醒自己以往的"努力"并不奏效，因此最有效的办法是停止各种"尝试"，顺其自然。

具体实施方法

下一次当你发现自己想要尝试新的睡眠辅助手段、设备或者其他没有事实依据的方法，不要轻举妄动，不妨深入思考。你是否因为深信不借助这些辅助手段，就无法入睡，从而倍感焦虑？温柔地提醒自己，实际上，正是对睡眠的焦虑让你无法入睡。你可以试试写出以下句子，"不必刻意努力，睡眠会顺其自然地来临。" 假如你正躺在床上，努力地想睡着，这就意味着你还不具备入睡条件，不如起身，做一些让自己镇定和放松的事情，比如看书或者听音乐（更多建议请参考第133页"为睡不着做好计划"），直到你能自然地进入睡眠。

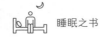

策略16 ▶ 停止给自己施加压力

深层原理

我们的觉醒系统，也被称为急性应激反应，会让身体充分准备以应对危险。但是如果它过度活跃，就会凌驾于我们的促睡眠系统之上。毕竟，当我们需要面对危险做出反应时，是不可能昏昏欲睡的。

导致我们觉醒系统超负荷工作的最主要因素是压力和焦虑。多数情况下，我们并未注意过自己身上的压力，直到有一天你发现自己头挨上枕头，大脑却开始高速运转。学会管理好白天的焦虑，会帮助你夺回夜晚睡眠的主动权。本书第29页"合理安排'焦虑'时间"里介绍过，你可以主动写下感到焦虑的事情，主动地把一些时间留给焦虑。除此之外，你还可以用更加聪明的办法。随意地留出片刻时间审视自己产生的思想情绪，让它们自然而然地退却，而不必一一做记录、做判断或者努力克服情绪。

具体实施方法

一天中，定期地留出片刻时间"停（S.T.O.P）"下来，审视自己的思想情绪。

1. S（Stop）= 停下手头的事情。

2. T（Take）= 做几个深呼吸。

3. O（Observe）= 审视自己的想法。如果发现存在一些紧张感或者压力，先不要急于做判断，先把这种感觉说出来。提醒自己这些只是自己的想法，并非事实。

4. P（Proceed）= 做一些可以缓解压力的事情。比如冲泡一杯菊花茶，找个可以信任的朋友聊聊天。

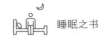

策略17 ▶ 正确安排饮食时间

深层原理

睡前吃顿大餐可能会导致消化不良、便秘、胃灼热，甚至是呕吐，会让你感觉非常不舒服，因此很难入睡。我们的身体只有处于直立姿势才能消化食物，吃完一顿大餐后，很快躺下会导致消化不良，因为食物会从胃里回流，进入食管。饭后应该保持身体直立大约2到3小时，才会缓解胃部不适。患有胃食管反流、肠易激综合征、炎症性肠病的患者会因为肠胃问题，更容易失眠。因此，患有以上肠胃病的人应该避免睡前2~3小时过量饮食，食用甜食或者辛辣食物。

具体实施方法

如果你习惯于吃完晚饭后不久就去睡觉，花点时间去研究一下自己的日常安排，决定是否有必要晚饭吃得如此晚。如果工作确实忙，实在没办法按时吃晚饭，尝试在白天加餐以避免回家后饥肠辘辘。也可以考虑周末在家提前准备一些备餐，上班时带去公司。

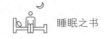

策略18 ▶ 物以类聚，人以群"睡"

深层原理

24小时生物钟被大脑中部的一个非常小的结构所控制——视交叉上核。视交叉上核的一个职责就是决定我们白天清醒或者困倦的程度。但是我们每个人的生物钟都是不同的，基因决定了我们是倾向于晚睡晚起（猫头鹰类型）还是早睡早起（云雀类型）。

生物钟的差异有非常重要的进化原因——我们的祖先必须要守夜放哨。但是由于现代社会的生活方式已经确立（尤其是关于工作安排），猫头鹰类型生物钟的人，占到人群的30%，他们在生活中往往处于不利的处境。

明确自己的生物钟会帮助你区分自己是昼夜节律失调还是失眠，同时生物钟还会帮助你决定理想的起床和入睡时间。

具体实施方法

　　网上有一些问卷调查可以判断自己是倾向于云雀型，还是猫头鹰型。接下来，可以按照自己的生物钟调整入睡和起床时间。如果由于工作或者其他原因，起床和入睡时间确实无法吻合自己的生物钟，导致自己严重焦虑，可考虑咨询睡眠专家。睡眠专家会为你制订一个具体计划——通常包括定时户外活动和服用褪黑素，以期更好地解决你的问题。

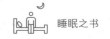

策略19 ▶ 一分耕耘，一分收获

深层原理

我们躺在床上翻来覆去不能入睡的时间越长，夜间就越有可能醒来，身体产生腺苷的机会就越少，而腺苷是产生睡眠驱动力的主要化学物质。你也许想重新翻到策略9 "让自己有睡意"，来判断何时应该准备上床睡觉。然而，"一分耕耘，一分收获"——你必须要牺牲掉一晚的睡眠，以换取另一晚的安稳睡眠。如果这让你无所适从，要知道这是目前为止修复睡眠的最有效的方法。

具体实施方法

1. 写睡眠日记记录自己1到2周的睡眠情况，同时计算出平均睡眠时间（用每晚睡眠时长之和除以记录的睡眠天数）。

2. 在平均睡眠时间的基础上加30分钟来决定躺在床上的总时长，也就是每晚你需要躺在床上的总时长。但请注意除非睡眠专家建议，否则睡眠总时长不得少于5个半小时。

3. 基于你的日常安排，设定一个长久坚持的起床时间，确定你的床上总时长和生物钟。坚持两周时间，并且持续地记录你的睡眠。当你感觉困倦的时候，立刻起身去睡觉，但不要早于每晚最早上床时间。

4. 两周后，用以下公式计算出睡眠效率百分比：（平均睡眠时间/平均躺在床上的休息时间）×100（％）。

5. 一旦计算出的睡眠效率超过90%，你可以开始增加躺在床上休息的时间，每周增加15到30分钟，直到白天你不再感觉困倦（请翻阅第113页策略44，了解更多有关最佳睡眠时长的知识）。

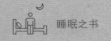

失眠还是昼夜节律紊乱

我们每个人的生物钟或者说生物节奏都不尽相同，它控制着我们睡眠的时间。但是有些人属于典型的云雀型，有的则是典型的猫头鹰型。

云雀型的人晚上八点就开始睡觉，在凌晨三四点钟醒来。猫头鹰型的人会在凌晨两点钟左右才能自然入睡，而在早上十点钟左右醒来。属于这两种类型的人，如果自己并无意识，会认为自己是失眠。但实际上他们只是昼夜节律紊乱。

那些无法按照自身生物钟作息的人往往需要接受治疗，尤其是当他们感觉困倦或者失眠时，还有随之而来的抑郁或者身体功能障碍。尽管本书中提到的许多关于睡眠卫生的建议都能帮助到你，但这些仍无法完全地解决你的症状。这种情况下，咨询睡眠专家会对你更有益处。

策略20 ▶ 视觉意象

深层原理

因为担心工作、家庭、朋友、健康等而辗转反侧，无法安然入睡，这是人们失眠最常见的原因。当我们正在为以上问题而担忧时，我们的大脑和身体就会进入应激反应状态，让我们很难安静地休息。

但是如果其他的思想活动占据足够多的"认知空间"，我们的大脑就很难再同时去关注我们的焦虑。研究人员发现有一种方法，能够帮助大脑屏蔽掉无用的想法，这种方法是意象训练。

具体实施方法

1. 准备睡觉前的10到15分钟，精心挑选一个令你感到愉悦开心、彻底放松的情景。

2. 一旦躺在床上，闭上眼睛，花5分钟的时间，尽可能地想象刚才令人愉悦的情景。

3. 为了让情景更加真切，可以尝试回答以下问题：

    a. 在周围，能看到什么？

    b. 现在感觉如何？

    c. 在周围，能感觉到什么？

    d. 是否能听到任何声音或者声响？

    e. 整体气氛如何？

4. 一直想象这个情景，直到开始感觉困倦。

5. 一周时间里，可以持续尝试这种视觉意象法。一周之后，记录自己需要多久可以入睡。如果发现自己入睡要比之前快，可以继续这种方法。

策略21 ▶ 努力地"入睡"，还是保持"清醒"？

深层原理

我们无法自发地控制自己的身体产生睡眠行为。任何努力进入睡眠的"意愿"（通常是躺下不动，紧闭双眼，对自己反复说"睡觉吧！"）都是徒劳的，因为我们身心无法放松。我们在制造行为焦虑。想象一下临考前或者现场演出前的紧张焦虑——很可能是因为你准备得不理想。这种紧张情绪同样适用于睡眠。分析这些情况后，科学家决定研究如果躺在床上保持"清醒"，而并非想方设法地"睡着"，结果会怎样。你会不会反而能安然入睡呢？事实证明的结果是肯定的。如果我们通过分散注意力，减少努力入睡的行为焦虑，焦虑和觉醒水平就会降低，反而能帮助我们更快地入睡。

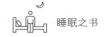
具体实施方法

在接下来的两周，当你关上灯准备上床睡觉，尽可能长时间地睁开双眼，保持清醒。确保卧室和床布置得令人舒适（比如，屏蔽噪声和光线，保持室内温度舒爽），让自己温和地抵制入睡。不要做任何令人兴奋的活动刻意阻止自己入睡，比如看书、看电视或者来回走动。另外，请记住，这种方法适合有入睡障碍的人。

策略22 ▶ 减少蓝光摄入

深层原理

　　也许你还能回忆起在策略18中提到过控制昼夜节律的大脑器官叫作视交叉上核。通过感知光信号，视交叉上核每天会重新设定我们的生物钟，而视交叉上核对蓝色光谱尤其敏感。

　　随着灯泡的发明，一切都在发生改变。我们不再在黄昏后几小时就开始入睡，因为眼部的光线接收器不断地告诉我们的视交叉上核，现在仍然是"白天"。随着内有蓝光[①]的LED灯的出现，加上笔记本电脑、智能手机和平板的LED显示屏的使用，问题变

---

① 电子产品大多采用了白光 LED 新型人造光源技术，而白光 LED 背光源给屏幕制造白光的原理是蓝光 LED 芯片 +YAG 淡黄色荧光粉，LED 芯片先发出蓝光，然后蓝光穿过淡黄色荧光粉产生黄光，蓝光与黄光混合形成屏幕的白光。——编者注

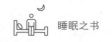

得更加严重。最新的研究表明，夜间使用电子设备会推迟褪黑素的分泌长达3个小时（褪黑素是我们人体产生的促进睡眠的一种激素），阻止我们入睡，甚至会降低我们睡眠的整体质量并影响第二天的精神状态。

具体实施方法

减少蓝光摄入的最佳方法是在睡前两到三小时，关闭所有电子设备，让眼睛不再感知"光线"，但做到这些是非常困难的。几乎所有的设备都设有嵌入式模式或者有防蓝光APP可供下载，允许你减少蓝光摄入。如果你已经习惯于用电子设备阅读图书，尝试着改用传统的纸质书。你还可以购买防蓝光眼镜以减少蓝光摄入。

策略23 ▶ 保持安静

深层原理

睡觉时保持安静似乎是显而易见的，我们周围环境越嘈杂，夜间越有可能不断醒来，睡眠质量也会差，总睡眠时长也会减少。熟睡时，我们也能感知声音，对声音进行评估，甚至会做出反应。噪声对睡眠的影响大小取决于睡眠的阶段，背景声音的高低和个人对声音的敏感度。尽管我们无法准确地预测出个人对噪声的敏感度，我们的确知道一些特定人群容易受噪声的干扰——老年人、儿童、倒班员工，尤其是那些已经患有睡眠障碍的人，比如失眠的人。

具体实施方法

尝试不同的方法阻断噪声进入卧室，比如用耳塞，戴耳机，

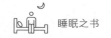

安装遮光窗帘（既可以减少噪声，也可以减少光线进入），或者使用"白噪声"播放器。有许多音乐APP供下载，播放让人镇定的声音，帮助你摆脱令人烦恼的噪声。许多人习惯于开着电视睡觉，这样可以帮助入睡，但有可能半夜因为播放广告的声音突然增大而惊醒。因此，如果你习惯于开着电视入睡，不妨给电视定时，设定30到60分钟后自动关机。

策略24 ▶ 放松肌肉

深层原理

焦虑和压力会激活我们身体的急性应激反应。面对长期压力，我们的大脑长时间地处于紧张状态，不能放松。这会让我们的身体感到疼痛，时常保持清醒而无法入睡。通过一种叫作渐进性肌肉放松（progressive muscle relaxation，简称PMR）的疗法，放松身体不同部位的肌肉群，最后使整个身体得到放松。

具体实施方法

找到一个非常舒适的地方躺下来，最好不是在床上。渐进式肌肉疗法是从身体的一端开始放松，再到身体的另一端。可以尝试从双脚或者肩膀开始。

1.闭上眼睛，保持舒适状态。使劲吸气，绷紧第一组肌肉

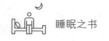

群，坚持5秒，绷紧时不要感觉疼痛。

2. 呼气，同时放松该肌肉群。

3. 深呼吸10到15秒后，接下来放松下一组肌肉群。在此期间，注意体会肌肉群绷紧和放松时的感受。

4. 针对每一组肌肉群，重复步骤1~3。

5. 完成所有肌肉群的放松，用最大的力气吸气，再吐气。一切就绪，再把专注力转移到当下。

失眠障碍与焦虑障碍

　　失眠的人常常会感到焦虑。失眠症患者感到焦虑常常是围绕着睡眠，但有些人同时伴有其他的焦虑障碍——最常见的是广泛性焦虑或者恐慌症。人们常常困惑自己是否患有焦虑障碍、失眠障碍，还是两者都有。

　　两者最大的区别在于，患有焦虑障碍的人焦虑的不仅仅是睡不着，他们还会因为许多其他事情感到焦虑。同样地，如果患有恐慌症，最令人担心的是恐慌发作。

　　我们过去常常认为患有焦虑障碍会导致失眠，但我们现在知道失眠和焦虑之间是双向关系——任何一种障碍都会导致另一种的发生。积极地治愈失眠会防止焦虑障碍进一步发展，或者让你从目前的焦虑症状中更快地恢复。

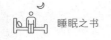

策略25 ▶ 你并非无药可救

深层原理

我们每个人都经历过偶尔晚上睡不着的情况。但是如果连续几个月都失眠，你很容易失去希望，开始担忧再也无法恢复正常睡眠。产生这样的想法是完全可以理解的，但这些想法会带来令人遗憾的后果，它们让你更加焦虑，压力倍增，导致你无意识地做一些加重自身焦虑，强化失眠的行为。

比如，你开始想，"我已经连续几个月没睡好觉了。我可能永远睡不着了。我的身体一定出了很严重的问题，" 这些都会导致你非常焦虑。夜晚你躺在床上，这些想法会不停地在脑海里盘旋，沉重的心理负担让你难以入睡。接下来，你决定，"不如用一些睡眠辅助手段，至少可以延缓一下"。之后，这些方法的确能让你多"睡"一会儿（尽管这些方法只是让你镇定下来）。第二天，你的想法是，"我已经想尽各种办法了，但仍然不奏效。只有安眠药了，我必须服用安眠药入睡了"。同样的想法会在第二天夜晚重复，进一步强化你的想法，"我无法自然入睡，肯定无药可救了！"

然而，你可以通过一些办法克服这些想法，打破这种思想循环。打破思想循环会减少焦虑，让你从不健康的习惯中摆脱出来，最终自然地入睡。

具体实施方法

1. 注意焦虑或者抑郁的征兆（比如呼吸短浅，心跳加速，颤抖，出汗，紧张不安，沉思，焦躁不安）。

2. 每次感觉焦虑，花一些时间写下你的想法。

3. 分析支持和反对此想法的事实依据，同时引发一些其他想法。

每天都重复此种方法，直到你不再相信那些令你焦虑的想法。

表7　写下自己的想法

想法	感受	支持的事实依据	反对的事实依据	其他想法
我要永远失眠了。	焦虑	昨晚，我一夜没睡	前天，我能睡几个小时。我能正常入睡的夜晚远远超过无法正常入睡的夜晚。	尽管昨晚没睡好让我有压力，今后我一定能恢复。

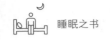

策略26 ▶ 你的确困了吗？

深层原理

失眠很可能让你强烈地意识到整天乏力，却不知道自己到底有多困。这听上去可能有些咬文嚼字，但这二者的确有很大的区别。乏力与你的疲劳程度有关，疲劳是由多种因素导致的，不仅仅与睡眠有关；而困意是指身体是否准备好要迅速而轻松地入睡。

不了解自己身体的困意来临的暗示，意味着你决定上床去准备睡觉时，身体并没有准备好。这会导致你进入一种固定模式，就是躺在床上，却久久无法入睡，最终导致长期失眠。如果你知道，并注意到那些困意来临的暗示，这种循环就会被打破。

具体实施方法

下面就是一些你需要细心观察的身体暗示，它们决定你是否真正有困意：

1. 眼睛不由自主地闭上。

2. 头不受控制地前后摇晃。

3. 不由自主地打盹儿。

4. 失去意识（比如，如果你在看书或者看电视，注意自己是否需要把文章反复读，或者反复观看）。

5. 感觉冷。

如果你未觉察到以上任何困意提示，提醒自己身体还没有准备好睡觉，暂时先不要上床，可以做一些轻松且不剧烈的活动（比如读书、听音乐、写作和深呼吸），直到身体出现以上一项或者两项困意提示。

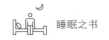

策略27 ▶ 把一天的情况写出来

深层原理

夜晚，我们的头只要一挨上枕头，头脑里就会出现各种奇奇怪怪的糟糕想法，原因可能多种多样，研究人员提出一种假设，睡觉时间是一天当中最安静的，你可能不得不利用它思考一天发生的事情或者为未来做打算。

研究人员发现睡觉之前，表达性写作可以降低睡眠时认知觉醒的水平，减少入睡时间。记录下你的情感可以帮助组织、消化一天当中令人沮丧的事情，让你逐渐放下它们，或者顺其自然，从而放空自己，帮助入睡。写出你的想法和情感还可以增强体质，让你更加健康，增添幸福感。

具体实施方法

在准备睡觉前，花20分钟的时间，写下脑海中的想法、担忧或者焦虑。如果不具备写作条件，或者你不擅长写作，可以录下自己说的话。表达时，尽可能地坦诚，不必担忧错别字或者语法错误。

现在就开始动笔吧！

每天坚持动笔，坚持一周。你可以从下面几个问题开始：

1. 你的一天是如何开始和结束的？你是否体验过一些有压力、挑战或者积极的事情？

2. 哪些事情一直在困扰你？这些事情是什么时候开始的？今后会如何影响你？

3. 在过去的几天里，是否有事情让你反复思考？写下你的感受。

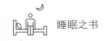

策略28 ▶ 你只需要呼吸

深层原理

为了确保生存，我们的身体会自动产生许多快捷的方式应对危险。当遇到危险时，我们的交感神经系统（急性应激反应）被激活。交感神经系统的激活引发激素的释放，从肾上腺激素开始，导致大量的生理反应，比如心跳加速，血流加速，代谢率升高，体温上升，让我们很难入睡。在没有危险的情况下，我们的交感神经系统应该被"关掉"，然而，长期压力会减弱我们"关掉"它的能力，让我们的身体处于不断的生理觉醒状态，从而引发一系列的健康问题，包括失眠。一天1到2次的膈肌呼吸（或者腹式呼吸）实际上能降低这些影响，并让我们获得更好的睡眠。

具体实施方法

1. 找到一个舒适的姿势，直立地坐在椅子上或者躺在地板上，放松你的胳膊。

2. 把一只手放到胸上，另一只手放到胃部。

3. 用鼻子使劲吸气2~3秒，试着用手感受胃部的起伏，放在胸上的手保持不动。

4. 缓慢地，有控制地用嘴吐气4~5秒，放在腹部的手随着呼气而降落。

5. 重复至少10次，直到感觉自己更加轻松。

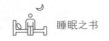

策略29 ▶ 对抗急性应激反应

深层原理

　　长期压力与失眠有强烈的关系，甚至包括最令人开心的事情。比如，结婚或者购买房子都会让我们产生压力。有外部原因，比如，工作或者紧张的关系，还有内部原因，比如，消极的自我暗示和完美主义都会导致压力。

　　无论是什么原因，我们的身体都会用同样的方式回应——激活我们体内的急性应激反应。这样，我们的身体会保持高度警觉，阻止我们入睡。

　　越来越多的人面对长期的高强度压力，特别是内部压力，压力会不断激活身体内的急性应激反应，并最终导致许多身体健康问题，比如高血压和体重增加。幸运的是，长期压力可以通过改变生活方式和日常行为来改善，进而提高睡眠质量。

具体实施方法

1. 写出你的内部、外部、积极和消极的压力来源。

2. 找到任何可采取的措施，更好地改善这些压力源。有哪些是可以减轻的？是否可以向朋友或者家人寻求帮助？

3. 对于一些无法控制的压力，或者一时无法改变的压力，学会接受会更好。往往我们想象出的情况，而不是事情本身，让我们感到压力。你会发现策略58"向'胡思乱想'发起挑战"，策略54"练习正念冥想"，还有策略65"走下'焦虑'的列车"都非常能帮助你改善睡眠。

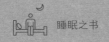

睡眠与体重增加

众所周知，如果每晚睡眠只能持续4~5小时，身体体重会增加。导致这种现象的原因有几个。首先，睡眠减少会导致体内瘦蛋白素浓度降低。瘦蛋白素是一种激素，它会向大脑发出饱腹信号。同时，我们体内生长激素释放肽的浓度会增加，这是一种引发饥饿感的激素，还有内大麻素，会刺激食欲。

除此之外，我们还会感到大脑前额叶脑皮层的活动量减少，大脑前额叶脑皮层负责控制我们的决策功能，同时深层大脑结构活动量会增加，深层大脑会激发身体的驱动动机和欲望，最终导致不理智的食物选择。

令人感到欣慰的是，采取积极的步骤解决失眠问题，并且获得更好的睡眠，可以帮助扭转这些饮食上的消极影响，让你更开心、更健康。

策略30 ▶ 如果刚开始，你没有获得成功

深层原理

失眠是经年累月形成，逐步积累到目前程度的。我们也不要期望只要花几天的时间就能康复。人们无法有效解决失眠问题的一个主要原因是他们过早地放弃了治疗。尽管有些治疗失眠的策略实施起来的确非常困难，你需要了解哪些因素阻止你取得进展，无法看到实际的治疗效果。之后，你可以想出一些解决办法，让自己回归到正确的治疗轨道上。

具体实施方法

分以下几个步骤，找到阻止你取得进展的障碍：

1. 写出目前曾经尝试过的睡眠策略和实施的时长。

2. 标出坚持不到一周的策略，或者只是断断续续地使用过的

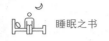

策略（不包括策略本身要求的间隔使用情况）。

3. 标出一些你完全没有继续实施的策略。

4. 仔细浏览标出的每一条策略，找出没有坚持下来的具体原因。你是否期待在策略实施几天后，就想看到变化，当看不到效果时，就放弃了？基于你的睡眠类型，你是否设定了一些不切实际的睡眠时间安排？

5. 从中发现一些规律或者普遍存在的情况，找到策略去应对每种想要放弃的情况。下一页会具体介绍如何找到解决方案！无论如何，好消息是即使我们无法找到解决办法，也可以发现问题。

策略31 ▶ 找到解决方案

深层原理

新的行为常常不如已经习惯的行为容易被接受，因为已有的习惯会让你感到舒适。比如你明明知道睡懒觉非常舒服，何必要坚持新的作息时间。为了长期能改善睡眠？

为了能成功地克服失眠，你需要不断地自我激励。首先，找出可能妨碍你成功的绊脚石，并且找到解决这些障碍的方法。

具体实施方法

1. 找出阻止自己改变的障碍。这是上一条策略"如果刚开始，你没有获得成功"部分应该完成的任务。如果你跳过了此项任务，现在就翻回去看看吧。

2. 把一张纸分成三栏，一栏列出目前正在尝试的睡眠策略，一

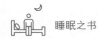

栏列出策略实施时遇到的障碍，最后一栏列出解决方案。

3. 填写前两列的内容，最左侧列出具体的睡眠策略，中间列出实施过程中遇到的障碍。

4. 现在开始找出每一种障碍的解决方案，并填写到最右侧一列。

表8　睡眠障碍及解决方案示例

睡眠策略	遇到障碍	解决方案
如果20分钟内仍然无法入睡，就立刻起身。	如果总是起身离开床，妻子会有被抛下的感觉。	妻子理解失眠正在困扰我，希望我能好起来。 我们可以做计划，在周末留出一些时间，好好陪伴另一半。

5. 既然已经找到了解决方案，就立刻付诸实践吧。把这份工作表存好，每天回顾，以此不断提醒自己，激励自己。

策略32 ▶ 允许自己进入"当下"模式

深层原理

有时候，生活变得如此忙碌，我们几乎没有办法把白天每个小时都安排好。但是，不断地进行"工作"模式——把注意力完全放在完成事情上——会让你无法注意到当下的感受。"工作"模式让我们很难意识到白天积聚的紧张情绪，并且有意识地释放它们，进而影响睡眠。留给自己一些时间进入"当下"模式，更轻松地把事情放下或者让事情顺其自然。

具体实施方法

在接下来的两周里，给自己更多的机会来体验现在。带着一种友好的心态去做事情，不带有任何目的，也不妄加判断。下面是一些例子：

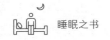

接下来的吃饭时间，尝试不做任何与吃饭无关的事情。花些时间关注食物的外观、气味、味道和感觉等。把对食物的各种感受描述给自己听。

当你从一个地方走到另一个地方时，比如从办公室走到会议室，专注自己走路的感觉，不去留意其他事情，注意一只脚离开地板，然后又落下来，再注意另一只脚。如果你的注意力被其他事情分散了，就把它带回到走路的感觉上。

花2~3分钟，观察周围，描述你观察到的和自己身体的感觉。

策略33 ▶ 注意力分散

深层原理

一些令人焦虑的想法让你难以入睡，某些活动可以分散你的焦虑。比如，当你在看最喜欢的电视节目或者进行有意义的对话时，想想会发生什么。虽然你的担忧可能仍然存在于脑海中，但如果把注意力调整到当下时刻或者做一些其他的事情，你就不会再去关注令人担忧的事情了。研究表明，分散注意力的方法，比如下面介绍的方法，可以减少因为焦虑而无法正常入睡的时间。

具体实施方法

1. 选一本自己想读或者想听的小说。

2. 用大约30分钟的时间阅读或者听你挑选的小说。

3. 在停止阅读或者不再听小说后，马上上床，试着想象故事

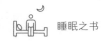
接下来会发生什么，尽可能地接近实际。故事中的人物说了什么，做了什么？它们在哪里？

4. 继续想象，直到睡着。

每天晚上都重复这个方法，坚持一周。留意自己需要多长时间才能入睡。如果躺在床上，想象出来的故事太令人兴奋，试着选择一本情节不那么刺激的书。

注意：记住在使用这个方法前，要记录睡眠情况，并且在使用的时候继续记录（参考策略1中的坚持写睡眠日记），这样可以确定它们是否能增加睡眠总时长。

策略34 ▶ 药物是罪魁祸首吗？

深层原理

我们的睡眠以周期的形式循环出现，由非快速眼动睡眠（简称NREM，非快速眼动睡眠又分为几个阶段）和快速眼动睡眠（简称REM）两类组成。

令人遗憾的是，许多治疗疼痛、抑郁和一些心脏及肺部问题的常用药物，都会影响我们的睡眠质量和结构。例如，某些药物会同时减少慢波睡眠和快速眼动睡眠，慢波睡眠对身体的修复起到至关重要的作用。如果突然停用此类药物，会导致你经历所谓的快速眼动睡眠反弹——身体是在尽力弥补受到抑制时所失去的快速眼动睡眠。快速眼动睡眠反弹可能会让你经历更强烈和生动的梦境，甚至是噩梦，这可能会令你非常烦恼，并导致失眠。非甾体抗炎药（简称NSAIDS），也会减少慢波睡眠，使你经历更浅

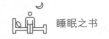

层的睡眠阶段，更容易醒来，比如阿司匹林。

　　如果目前你正在服用药物，请与医生讨论这些药物是否以及如何影响睡眠，这点非常重要。研究一下正在使用的药物是否可以更换或者增加，以改善睡眠。如果停止服用药物，询问医生是否存在任何潜在的戒断反应，让他们更好地帮助到你。当然，你也可以向行为睡眠医学专家寻求额外帮助。

睡眠的不同阶段

你的大脑每90分钟就会经历5个阶段的睡眠循环:非快速眼动睡眠(NREM:阶段1到阶段4)和快速眼动睡眠(REM)。

非快速眼动睡眠第一阶段是睡眠最浅的阶段。在非快速眼动的第二阶段,脑电波变慢,频率加快。非快速眼动的第三和第四阶段是身体恢复的最佳时期。

大部分梦境和记忆加强都发生在快速眼动睡眠期。

你睡得越少,身体就越弥补非快速眼动睡眠的第三和第四阶段。我们对第三和第四阶段的记忆都比较少,尤其是失眠症患者,他们会认为在第一和第二阶段,他们是清醒的(即使客观的睡眠测试证明事实并非如此)。患有失眠症的人会认为自己根本没睡着,但事实并非如此。

挑战关于睡眠的认识,会让你了解更多关于睡眠的真相。

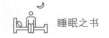

策略35 ▶ 反复思考引发思想反刍

深层原理

　　失眠患者面临的一个常见问题是思维反刍——在脑海中不断重复一个想法或者担忧。随着时间的推移，思想反刍会变成一种习惯——某些特定的感觉、地点或情况会让你不由自主地反复想。每当你静下心来思考的时候，急性应激反应会被激活，从而阻止你入睡。幸运的是，下面的方法经过了充分的论证研究，可以帮助你减少思想反刍。

具体实施方法

1. 建立思想意识。每次可能陷入思想反刍的时候，在两分钟内继续做正在做的事情，之后问自己以下几个问题：

　　a. 有没有学到新知识？

b. 有没有尝试找到解决办法？

c. 感觉好点了吗？

2. 如果你对上述任何一个问题的回答是否定的，说明你陷入
了思想反刍。

3. 是否有一些因素会引发思想反刍，尝试找到它们。对思想
反刍之前发生的事情，每天做记录。这些因素可能是一天
中的时间、地点，也可能是一些日常行为，比如开车回
家，或者某种感觉，比如疲劳。

4. 当你找到了引发自己思想反刍的原因，尽可能地想办法改
变或者避免。比如，如果发现自己在疲倦的时候容易思想
反刍，不妨在疲倦的时候，把自己的想法记录下来（参考
策略25）或者做一些轻微的拉伸，以缓解疲劳。

5. 一旦发现自己开始思想反刍，重复上述过程，直到自己不
再有思想反刍的倾向。这需要反复实践，所以对自己要有
耐心，要友善。

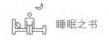

策略36 ▶ 有利于睡眠的食物

深层原理

　　我们吃什么，吃多少，什么时候吃都会影响睡眠。辛辣、酸性和高脂肪的食物都会刺激胃酸的产生，使你更容易胃灼热，从而导致不适，使人难以入睡。含有精制的碳水化合物或糖分过多的食物会使血糖和胰岛素水平飙升，又迅速下降。这会让你在吃完东西后很快感到饥饿，从睡梦中醒来。

　　另一方面，有些食物确实能促进睡眠——富含氨基酸、色氨酸的食物，常常在富含蛋白质的食物中被发现。当我们食用含有色氨酸的食物时，它会引发血清素（负责调解积极情绪、睡眠、食欲、消化和记忆）和褪黑素（控制我们睡眠驱动力的激素）的产生，帮助我们入睡，并保持睡眠状态。

具体实施方法

● 限制辛辣、酸性、高脂肪和含糖食物摄入，尤其是在睡前3到4个小时。

● 尝试在饮食中加入含有色氨酸的食物。富含色氨酸的食物有：

　　○ 坚果和籽

　　○ 豆类

　　○ 水果

　　○ 蔬菜

　　○ 谷物

　　○ 乳制品

　　○ 家禽

　　○ 海鲜

连续两周，每天追踪记录所摄入的食物、摄入时间、摄入量，连同你的睡眠情况（参考第13页"坚持写睡眠日记"部分，指导你记录睡眠情况）。

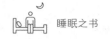
策略37 ▶ 睡觉是重中之重

深层原理

　　在全球有几十亿的人不停地使用各种形式的社交媒体。社交媒体新奇且令人十分兴奋，以至于让你无法获得足够的睡眠。你可能意识不到自己在更新社交媒体或者浏览评论上所花费的时间，会减少你的睡眠总时长。此外，如果你参与一场激烈的讨论，在情感上、认知上和生理上都会变得兴奋。除此之外，智能手机、笔记本电脑、平板电脑、台式电脑等都使用LED屏幕。这些设备发出的光欺骗我们的大脑，让我们误以为是白天。事实上，最近的一项研究发现，年轻人使用社交媒体的次数和频率越高，患有睡眠障碍的概率就越高，而那些痴迷于查看社交媒体的人（每天查看超过7次，包括短时间的查看），睡眠障碍往往就越严重。

具体实施方法

下面的一些方法可以降低社交媒体的使用：

• 下载一个应用程序，记录你的上网时间（比如Moment）。

• 如果控制不住地想查看社交媒体，试着坚持15分钟不看手机，先坚持一周。之后，再缓慢地增加时间间隔。

• 设定固定的时间段，不使用任何电子设备，尤其是睡觉前。

• 使用闹钟或者手表，减少查看手机的次数。

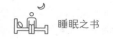

策略38 ▶ 保持室内温度凉爽

深层原理

人体内24小时生物钟被一个微小结构控制，它控制你何时醒来，何时入睡。你可能还记得前文曾经提到过它的名字：视交叉上核（简称SCN）。白天，视交叉上核会向大脑和身体发出很多信号，告诉你是时候保持清醒和警觉了。到了晚上，这些信号会减弱，提醒大脑该睡觉了。

其中一个信号就是夜间体温下降。在你通常的睡觉时间（根据不同生理特征，睡觉时间因人而异），视交叉上核会协调你的体温逐步下降，大约两小时后体温降到最低点。之后，体温在整个清晨缓慢上升，有助于提醒大脑该醒来了。但是，如果睡觉前，体温过高，或者在睡觉时体温过度上升，入睡和保持睡眠都会变得困难。

具体实施方法

1. 保持卧室温度凉爽。 理想的室内温度是16摄氏度左右。如果你在半夜觉得冷，盖好被子或毯子来保暖。

2. 穿上透气的衣服，使用透气的床上用品，比如布料选用纯棉或者亚麻材质。

3. 选择结实的床垫，避免使用贴身的床垫，比如记忆泡沫或乳胶床垫，因为这些材质会锁住热量。

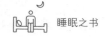

策略39 ▶ 床垫很重要

深层原理

当你长时间躺着，挨着床的身体部位必然要承受身体重量，因此血流速度减慢，皮肤无法摄入氧气和营养，身体疼痛感应器会向大脑发出信号，让你翻身。如果床垫让人不舒服，你会不停地翻身，从睡眠中不断地醒来。虽然更换床垫可能是解决失眠的必要手段，但它无法从根本上解决失眠。你还需实施本书提供的其他策略，以获得更长久的睡眠改善。

具体实施方法

询问以下关于床垫的问题：

• 床垫是否让你感到不舒服，或者疼痛加剧？

• 床垫是否凹陷？

• 躺下的时候，脊柱是否呈曲线？无论是仰卧还是俯卧，脊柱都应该自然地呈现S曲线，如果是侧卧，脊柱应该从颈椎到腰椎呈一条直线。因此，如果身体和床垫之间的缝隙可以伸进去一只手，说明脊柱还不是一条直线。

• 发现自己无缘无故地过敏或者哮喘越来越严重了？

如果对以上任何问题的回答是肯定的，是时候该买个新床垫了。

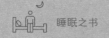

慢性疼痛与失眠

患有慢性疼痛的人经常感觉睡眠紊乱。由于疼痛，无法舒适地躺在床上，夜间经常醒来，导致疼痛耐受力下降、疼痛加剧、生长激素分泌减少。从而陷入恶性循环，因为疼痛，你睡不着觉；因为睡不着，又无法从疼痛中恢复。

大量研究表明，睡眠认知行为疗法在慢性疼痛和无疼痛患者身上，效果一样好。也有证据表明，它甚至可以减轻疼痛的强度，因为生长激素的代谢物在治疗后会增加。如果你正在遭受慢性疼痛和失眠的痛苦，其实你并不孤单，不妨尝试本书提供的一些策略，一定会对你有帮助。

策略40 ▶ 做一个全身扫描

深层原理

在毫不知情的情况下，我们的身体开始疼痛、痛苦和紧张。我们很容易陷入对其他事情的思考，比如我们的一天过得如何，或者对未来的担忧，而忽略自己身体的感受。夜晚当我们躺在床上，发现自己非常清醒，总也睡不着，却不知道原因。

缓解不适或痛苦的第一步是在痛苦刚发生时就注意到它。练习一种被称为"身体扫描"的正念冥想，实际上它可以帮助我们以不同的方式了解疼痛，让我们学会释放，或者让它顺其自然，有助于我们入睡。目前已经开发出几种全身扫描冥想，可以用于睡前。

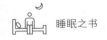

睡眠之书

具体实施方法

1. 到了该睡觉的时候，躺在床上，闭上眼睛。

2. 关注身体的不同部位，一个部位接着另一个部位。专注地
   想你当时的感觉，不做任何评判。如果睡意来了，让自己
   慢慢入睡。

3. 当注意力在身体不同部位移动时，你可能会感知到体温、
   压力、刺痛、拉紧、触碰或者没有感觉。如果发现身体的
   某个部位有拉紧的情况，可以想象自己气息吹到那里，让
   它得到放松。

4. 每个身体部位用1～2分钟，完成全身扫描。从脚开始，然
   后沿着身体向上移动，关注身体的所有器官。

策略41 ▶ 亮起来

深层原理

我们体内都有一个24小时生物钟，叫作昼夜节律。这个生物钟决定了我们何时醒着，何时睡着。在没有光照的情况下，我们的生物钟会比24小时略长。正因为如此，我们的身体每天都会利用外界环境的提示来重置生物钟。

我们使用的主要环境提示之一是阳光。早晨，当我们暴露在阳光下，身体会分泌褪黑素——这种激素负责告知大脑该睡觉了——褪黑素尽早地出现在夜间会让你在晚上睡得更踏实。

现在的问题是，许多人越来越倾向于白天待在室内。对于那些在室内工作的人来说，如果可能的话，要定期到户外活动。

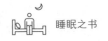

具体实施方法

如果你主要在室内工作，尝试用下面的方法来增加白天的日照。

● 在上班之前或者休息期间，到户外散步10到15分钟。即使是阴天，户外散步对你也有好处。如果可能的话，不要戴太阳镜，这样大脑会收到更多的光信号。

● 如果由于某种原因，你无法外出，可以在网上购买全光谱灯箱，这也可以帮助到你。

每天选择以上两种方法之一去做，观察睡眠是否有所改善。

策略42 ▶ 理解疲劳

深层原理

无法获得足够多的睡眠使我们在白天感到疲劳。因为睡眠质量影响休息情况，睡不好我们的大脑就会整天考虑我们有多累。我们开始对睡眠不足越来越焦虑，反过来焦虑又导致我们在晚上非常清醒，无法获得充足的睡眠。

除了睡眠不足，通常还有其他因素导致我们在白天感到疲劳。然而，当我们全神贯注于睡眠时，我们往往不会注意到这些原因。找出导致疲劳的其他原因，也可以帮助你减少睡眠质量不佳所带来的焦虑。

具体实施方法

下次当你注意到自己因为睡眠不足而担心疲劳时，查看自己

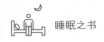

是否也出现过以下情况：

- 脱水
- 无聊
- 咖啡因中毒
- 情绪低落、易怒或者紧张
- 压力
- 疼痛
- 焦虑
- 久坐

- 身体非常活跃
- 视觉疲劳
- 便秘
- 贫血
- 感染
- 甲状腺功能减退
- 其他

上述症状哪些适用于你？如果的确如此，采取可行的步骤来解决这些症状。感觉脱水？每天多喝点水。感觉有压力？试试本书提供的减压办法。提醒自己，纠结于自己糟糕的感觉很可能不会让你变更好。

策略43 ▶ 睡前洗澡

深层原理

　　或许你还记得，昼夜节律控制着人体的许多生物功能，包括你的核心温度。你的体温整天都在上下波动，到了晚上，它会下降并向大脑发出睡觉的信号。

　　晚上冲个热水淋浴或泡个热水澡能促进体温调节的过程。体温会因为洗澡而上升，洗完体温会下降。体温的快速下降可以让你更快入睡。研究还证明，睡前泡个热水澡或者冲个热水淋浴有助于更早入睡。除了降低体温，淋浴或者沐浴也能促进身体放松，让你暂时告别紧张，并消除当天积累的毒素或者过敏原。这些都会降低你的觉醒水平，让你睡得更安稳。

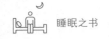

具体实施方法

在计划睡觉之前的60到90分钟，冲个热水淋浴或者泡个热水澡。确保温度不太冷也不太热，这会让你的意识更加清醒。你也可以打破惯例使用一些基础精油，比如薰衣草精油，或者点几根蜡烛。当你洗澡的时候，试着把注意力放在任何快乐的感觉上，每当你的思绪飘到令人烦恼的事情上时，缓缓地把自己的思绪带回当下。

策略44 ▶ 保持头脑清醒，需要多少睡眠时间？

深层原理

每个人独有的生物特征决定了需要的睡眠时间。对于绝大多数人而言，每晚7~8小时的睡眠就足够了。

了解自己大约需要多长时间的睡眠能使你全天保持头脑清醒和最佳状态。如果本策略能与睡眠限制疗法相结合使用（参考第58页策略19"一分耕耘，一分收获"），效果会更好，因为你可以用它来衡量是否需要更多的时间躺在床上，并确定最佳睡眠时间。

具体实施方法

1. 遵循本书第58页的限制睡眠疗法。

2. 达到一周的睡眠效率大于或等于90%后，回答以下问题，了解自己前一周的总体感受：

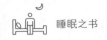

a. 是否大部分时间都感到疲倦或昏昏欲睡？

b. 打盹或打瞌睡的次数是否超过一次或者两次？

c. 你对自己的总体睡眠时间满意吗？

3. 如果你对(a)和(b)的回答是肯定的，或者对(c)的回答是否定的，可以把躺在床上的时间增加15~30分钟，并继续记录睡眠。继续以上步骤，直到睡眠效率达到85%到90%。

4. 当睡眠效率达到了85%到90%，并对问题(a)和(b)的回答是否定的，对(c)的回答是肯定的，此时的床上休息时间就是最佳的。

贯穿我们一生的睡眠

　　我们的睡眠时间随着年龄的增长而不断变化。出生前，胎儿在子宫里的大部分时间是在睡觉。直到出生前的三个月，我们才会看到一些胎儿清醒的迹象（每天两到三小时）。虽然新生儿每天需要多达17个小时的睡眠，但他们对睡眠的需求会逐渐减少。婴儿和幼儿在白天和晚上睡眠时间短，中间醒来多次。到四五岁时，孩子们通常只在白天午睡一次，就可以在夜晚睡整宿觉。

　　幼儿的昼夜节律一般是"云雀型"，导致他们睡得更早，醒得也更早。到了青春期，孩子的昼夜节律又会变成"猫头鹰型"，但到了中年又会提早，在即将步入老年时甚至会更早。

　　随着年龄的增长，我们产生深度睡眠的能力也越来越弱，睡眠中经常醒来。但是，值得注意的是，老年人需要的睡眠时长实际上跟年轻人一样多。

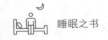

策略45 ▶ 灯光照明时间

深层原理

我们的眼睛可以感知从光谱波长较短（冷色紫罗兰和蓝色）到波长较长的颜色（暖色黄色和红色）。阳光将所有这些颜色混合在一起。当太阳落山时，它向我们的大脑发出信号，是时候该释放褪黑素促进睡眠了。然而，电灯泡发出的亮光会让我们的大脑误认为是白天，延缓褪黑素的释放，从而使我们无法入睡。我们眼睛中的光接收器，向大脑传递现在是白天的信号，它对蓝色光谱中的短波光最为敏感。正因为如此，蓝色光谱中的光比暖色光谱对大脑影响更大。

具体实施方法

考虑把家里的灯泡换成暖色系灯泡（从黄白色到红色）。色温的单位是开尔文（Kelvin，简写K）。色温是2800K或者略低的灯泡会发出暖光。尽管以前LED灯泡只有冷色蓝光的，现在你也能购买到暖色系的LED灯泡了。此外，可以尝试在夜间少开几盏灯，减少夜间照明——尤其是在睡前两到三个小时。同时，要尽量减少电子设备发出的蓝光（参考第65页策略22"减少蓝光摄入"）。

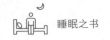

策略46 ▶ 人体离不开水

深层原理

　　所有水的摄入和摄入时间都影响睡眠。脱水会让人感到疲倦、易怒、昏昏欲睡，更容易出现头痛和肌肉痉挛（以及其他症状）。再加上睡眠不足，加剧对失眠的焦虑，让你晚上无法入睡。白天饮水不足也会让你更容易在夜间腿部抽筋和打鼾（因为嘴和鼻道都非常干燥）。如果只在晚上摄入大部分甚至是全部的水，你会因为小便而频繁醒来。总之，关注自己在什么时候喝了多少水，将有助于改善睡眠。

具体实施方法

　　• 每天有规律地饮用大量不含咖啡因的液体（尤其是早上）。水是最好的，因为身体需要水来生存。

• 每天饮用2.5~3.5升的水，具体取决于性别（男性通常比女性需要更多的水）、活动量、环境——天气越热，需要的水就越多，还有健康状况。

• 睡前两小时，开始减少液体摄入（喝一些水是可以的，大部分液体需要早些时候饮用）。

• 睡前几小时避免饮酒，午餐后避免摄入咖啡因，因为咖啡因会让人脱水，扰乱你的睡眠。

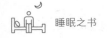

策略47 ▶ 与失眠为伴

深层原理

与伴侣一起睡觉有时会让人感觉很棒。但其他时候，与伴侣一起睡觉会严重破坏你的睡眠，尤其是当你正在经历失眠时。睡觉时，旁边有人会让你体温上升，体温上升会提醒大脑不断醒来。此外，睡觉伙伴的睡觉习惯或者行为，比如夜间翻身、生物钟不同、使用电子产品或者打呼噜，都可能导致你夜间醒来。而且，睡眠伙伴的更换、环境的新变化或者一个不熟悉的环境都可能让你感到日益增加的焦虑，可能也会影响睡眠。

如果你认为与伴侣一起睡觉的确是失眠的原因之一，那么应该采用坦诚的沟通来解决问题。

具体实施方法

留出一些时间和伴侣一起找到解决问题的办法。以下是一般的指导原则：

1. 睡觉前安排时间好好交流，最好是在你们都很平静，不被其他事情分心的时候。

2. 一起找出你们认同的睡眠方面的问题，并记录下来。

3. 尽可能多地列出能想到的解决方案。也许你需要一张更大的床，或者一条毯子。如果伴侣打呼噜，你需要一个耳塞，同时建议伴侣接受治疗，预防睡眠窒息症。

4. 通过讨论每个解决方案的可行性，缩小具体实施计划的范围。

5. 最后确定计划，并讨论一下什么会阻碍双方顺利完成计划。

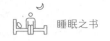

策略48 ▶ 早上的快乐

深层原理

　　每天早上，我们的身体需要一个固定的起床时间来重置体内24小时的生物钟，或者昼夜节律。每天在不同时间醒来会让我们的身体感到困惑，误认为我们跨越了时区。假如在周日，你比平时多睡3个小时，那天晚上，你会难以入睡。不仅昼夜节律会延迟向大脑释放睡眠信号，你也会缺乏足够的睡眠驱动力。这会让你很难在平时的睡觉时间入睡，也很难会让你在第二天早上准时醒来。

具体实施方法

1. 写下几个能帮助你每天在固定时间起床的方法。例如：犒劳自己一份特别的早餐，或者最喜欢的咖啡，醒来就洗个澡，或者约上朋友一起出去玩或者锻炼。

2. 每一种方法都试一试，记录它们是否有助于激励你按时起床。

3. 把最有动力去实施的睡眠策略，安排在早上。

4. 如果上述方法都失败了，提醒自己早上的睡眠质量都很
差；最好是立刻起床，晚上可以睡得更安稳。

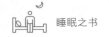

策略49 ▶ 评估呼吸窒息风险

深层原理

　　尽管失眠让人感觉非常痛苦，且不容小视，但如果你患有阻塞性睡眠呼吸窒息症（简称OSA），你必须首先解决它。阻塞性睡眠呼吸窒息症是一种严重的睡眠障碍，它会导致你在睡着时出现呼吸反复暂停的现象。如果不治疗，阻塞性睡眠呼吸窒息症会导致死亡率增加、中风、抑郁、心脏病、高血压、肥胖和Ⅱ型糖尿病等。

　　如果不先治疗阻塞性睡眠呼吸窒息症就治疗失眠，不仅不安全，而且效率也低。一旦阻塞性睡眠呼吸窒息症得到控制（至少75%的夜晚不再出现症状），你就可以开始解决失眠问题了。

具体实施方法

你是否有患有阻塞性睡眠呼吸窒息症的风险？

1. 你睡觉时打呼噜吗？这个问题可能需要向同床共枕的伴侣或者室友询问答案。

2. 白天你是否感到困倦？经常在和别人说话，或者看电视时睡着了？

3. 有人见过你在睡觉时呼吸停止或窒息吗？

4. 你患有高血压吗？

5. 你的身体体重指数BMI是否超过35？网上有BMI计算器，可以查看并计算你的体重指数。

6. 年龄是否超过50岁？

7. 如果你是男性，脖子尺寸是否大于17英寸[①]？如果你是女性，脖子尺寸大于16英寸？

8. 你是男性吗？

如果你对以上问题的回答，有三个或者三个以上是肯定的，那么你需要去找医生评估一下你是否患有阻塞性睡眠呼吸窒息症。

[①] 1英寸＝2.54厘米——译者注

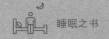
何时寻求专业帮助

在阅读本书的过程中，如果你发现了另一种睡眠障碍或者其他的心理健康问题，比如抑郁或焦虑，是时候该寻求额外帮助了。

本书中的策略不针对治疗睡眠呼吸窒息症或者昼夜节律紊乱。如果不及时治疗，睡眠呼吸窒息症会导致许多健康问题。如果你认为可能有这些问题，应该立刻去咨询睡眠专家，这一点非常重要。

虽然本书中的很多方法都能缓解失眠症状，找到训练有素的专业人士，比如失眠或行为睡眠医学专业的心理健康医生，也是有帮助的。专家可以为你提供支持，并指导你克服策略实施过程中可能遇到的任何困难。

策略50 ▶ 创造一个有利于睡眠的环境

深层原理

有些环境或者情景更容易让人感到轻松——想象一下躺在海边沙滩和堵车在路上的不同感受。但是，如果我们在同一种情景和同一个地方多次发生令人不愉快的经历，随着时间的推移，本该是令人感觉轻松愉悦的地方，却成了压力和焦虑的来源。想象一下，如果每次去海滩，你都会跟所爱的人大吵一架，海滩就成了梦魇。同样糟糕的事情，也可能会发生在卧室和床上。太多令人负面、消极的经历会让我们情不自禁地把卧室与压力联系在一起，而不是睡觉。幸运的是，我们可以反向思维，创造一个有利于休息和放松的卧室环境。

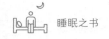

具体实施方法

• 保持卧室温度凉爽、光线黑暗和安静。具体可参考第67页策略23 "保持安静"，第100页策略38 "保持室内温度凉爽"和177页策略73 "保持室内黑暗"。

• 考虑不要把任何电子设备放到卧室。如果觉得手机放在卧室外不方便，至少把它放在离床比较远，不容易拿到的地方。

• 把写字台搬出卧室。如果做不到，尝试使用隔断把卧室分成休息区和工作区，造成视觉上的分隔。

• 保持卧室干净，物品摆放整齐，避免乱堆乱放。

• 卧室内摆放一些让你快乐，或者轻松的物品，比如最喜欢的艺术品、照片或者纪念品。

• 尽量避免在卧室里进行激烈的谈话，请记住，如果你确实无法入睡，请起身离开床和卧室。

策略51 ▶ 多任务并行促睡眠

深层原理

与普遍认为的看法不同，我们的大脑无法同时专注地处理两项任务。想象自己一边开车一边发短信——可能看似你能做到，但大脑实际上只是快速地在两项任务之间，来回切换注意力，导致我们在完成两项任务时效率都很低（可悲的是，还会产生更多交通事故）。虽然同时处理多任务有很多不利影响，你却可以在睡觉时，充分利用它。

尽管有多种方法可以分散注意力，但一种有效的方法是重复一个单词或者做有难度的心算。这些任务会占据大脑回路中的很多空间，以至于你无法将注意力集中在一些其他的想法上，从而让大脑平静下来，降低兴奋度，让你昏昏欲睡。

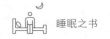

具体实施方法

如果在睡眠开始、中间或结束时，被一些多余的想法困扰，尝试以下任意一种方法。

1. 脑海里不规律地重复"羊"（尝试用不同的音调、语调或速度来分散注意力），直到入睡。

2. 以18秒为一个时间单位，用最快的速度从347开始倒数，直到睡着。

每天晚上都尝试以上这些方法，坚持3~4天。记录这些方法是否有助于加速入睡。如果方法有效，选择其中最有效的一种坚持下去。

策略52 ▶ 像科学家一样思考

深层原理

我们的思想、感觉和行为都是相互影响的。

比如你的睡眠质量很差，在工作中犯了错。你会想，"睡眠不足影响工作。我的工作可能保不住了！"这种想法会让你感到十分焦虑，并引起身体的反应，比如心跳加快。你会不由自主地早点上床准备睡觉，即使你并不累。虽然躺在床上，你也睡不着，就进入了恶性循环。

我们的想法改变了，感觉和行为就会随之改变。但有时我们很难相信思想的改变会带来诸多变化。试着像科学家一样思考，想一想是否有一些阻碍你取得进步的想法，这些想法是否确实正确。

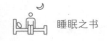

具体实施方法

1. 找出你对睡眠的消极想法。例如，如果你认为，"我的精力有限"，这种想法可能导致你为了保存体力，每天大部分时间都不积极投入。

2. 针对每一种消极想法，反向思维。比如上述观点的另一种表达是，"不积极投入会增加人体的倦怠感。"

3. 在生活中，设计一些小实验来测试每种想法的反向观点。比如针对上述观点，你可以连续两周，一天积极投入，另一天不积极投入，之后，每天记录自己的感受和睡眠状况。

4. 在这些生活小实验结束时，你应该已经收集了足够的数据，来证明反向思维的观点并不正确。

策略53 ▶ 为睡不着做好计划

深层原理

你躺在床上越努力地想睡着，越有可能睡不着。每当你绞尽脑汁地"努力"睡着，不断地告诉自己要是再睡不着，第二天会非常不舒服，甚至是痛苦。原本需要冷静和放松的时候，上述想法却提升了你的焦虑和觉醒水平。随着时间的推移，床总能与焦虑和失眠联系起来。

除非你确实做好了准备，否则不要刻意地千方百计地想办法入睡。

在你睡不着的时候，提前计划一些让人感到愉悦，又不会让人兴奋的事情。

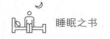

具体实施方法

1. 列举出在睡眠初期、中期和末期，你醒来时可以做的事情。下面是一些建议供参考。

   a. 睡眠初期：准备第二天的饭菜，听轻松的音乐，叠衣服，写作，舒展身体，给自己的身体做按摩。

   b. 睡眠中期：读一些让你感到轻松的书，听有声读物，拼拼图，画画或者涂色，收拾杂物，列购物清单。

   c. 睡眠末期：去你最喜欢的咖啡厅点些东西，看日出，冥想，散步或者户外锻炼，整理房间，给植物浇水。

2. 每一项都至少尝试一次，并在第二天记录它们是否确实有帮助。

3. 找到其中最有效的方法，坚持下去。

4. 随着时间的推移，你会发现自己看到卧室的床时，不再总想到失眠和觉醒了。

策略54 ▶ 练习正念冥想

深层原理

正念是不做任何评判地、有意识地关注当下的行为。正念起源于佛教，20世纪60年代传入西方，之后脱离宗教，用于治疗多种身体和精神健康问题。在过去的几十年里，关于正念实践的研究迅速增加。过去8年里，研究人员针对正念对睡眠的影响做了大量研究，对这些研究的综合回顾发现，与安慰剂和不治疗相比，正念疗法对改善失眠是有效果的。

训练自己，把注意力聚焦在当下，再将注意力集中到某项活动上，不断重复，随着时间的推移，这将更容易化解你内心无法言喻的负面想法和体验。正念冥想会让你更轻松，为安稳睡眠做好准备。

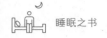

具体实施方法

　　练习正念冥想非常简单，但真正做到却不容易。我们的注意力不断地被拉扯到不同方向。 切记要保持耐心和不妄加评判，这样你在开始练习的时候，就不会气馁。

　　从小目标开始做起，慢慢建立正念冥想的习惯——试着每天抽出5分钟，每周坚持2~3次。然后，以5分钟为单位，延长正念冥想的时间或者增加每周的天数。有很多应用程序可供下载，为冥想提供免费指导（如Insight Timer和Calm）。当然，你也可以参加一个正念冥想小组。

推荐一些有助于睡眠和放松的应用程序

许多应用程序可以与睡眠策略结合使用。但要记住，至少在睡前两小时关掉电子设备，因为其会发出蓝光。

1. 睡眠认知行为疗法教练（CBT-i Coach）：它是由三个机构共同开发，分别是美国国家士兵创伤后应激障碍中心、斯坦福大学医学院和美国国防部国家远程健康技术中心。这个应用程序提供了关于睡眠和失眠的有用信息，可以用来记录睡眠，计算睡眠效率。

2. 认知行为疗法思维日记（CBT Thought Diary）：这款应用程序颠覆你对睡眠的消极想法。它会指导你发现支持和反对这些想法的事实依据，帮你辨别哪些是认知误区。

3. 正念冥想和释放压力类应用程序（Top Mindfulness/Relaxation Apps）：虽然有很多，但以下是最受同事们和客户欢迎的。尝试以下应用程序，最后决定哪款最适合：

   a. 冷静

   b. 冥想定时器

   c. 头脑空间

   d. 停下来，深呼吸&冥想

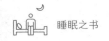

策略55 ▶ 没有什么是容易的

深层原理

随着现代社会的发展，我们总期待快速的反应。如果网页加载时间过长，我们会感到沮丧。如果朋友没有马上回复我们的信息，我们会感到困惑。如果排队时间很长，我们会非常生气。毫无疑问，当涉及行为的变化时，我们总期待立竿见影的效果。

遗憾的是，这不是变化的正常运作方式。耐心对于成功至关重要。它将让你成功应对任何不可避免的挫折。

具体实施方法

你很可能已经遭受失眠的痛苦长达几个月，甚至几年。你希望这种状况能迅速得到改变，这非常正常，也很容易理解。但是，缺乏进展让你陷入悲观和焦虑，与其让自己陷入焦虑中，不如深呼吸，通过反思以下问题来审视自己：

• 想改变事物的意愿，是否让你变得更好？

• 有了这些试图改变的想法，你是否学到了什么新的知识？

• 这些想法会让你更加进步吗？

如果你对上述任何一个问题的回答是否定的，请打消这些念头，不如多多鼓励自己。也许你可以对自己说："尽管我现在处境困难，希望事情能变好；这是可以理解的。但是只要有耐心，加上不断地练习，睡眠质量一定会提高。"

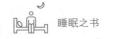

策略56 ▶ 从"精疲力竭"到"内心充满活力"

深层原理

我们总有处理不完的工作邮件，待做事项清单也在不断加长。这样的工作环境导致我们居高不下的职业倦怠率——一种无以名状的疲惫感、愤世嫉俗、对工作排斥，以及一种无力感和缺乏成就感。如果不加以解决，身心的疲惫会导致一系列健康问题，包括失眠。

忽略导致倦怠的原因只会让你再次陷入失眠的循环。重要的是，你要仔细思考，找到导致你精疲力竭的原因。

具体实施方法

1. 首先要确定导致你倦怠的原因。它可能是显而易见的，也可能需要列出原因清单才能看出。是否过于投入工作？公司文化或工作环境是否与价值观不符？是否没有职业成长？

2. 能采取哪些措施改变这些令你身心疲惫的原因？能否跟老板谈谈更换职位？是否需要更多的拒绝？你有多久没有度假了？做计划，分步实现上述目标。

3. 列出你最看重的五个价值观，或者你生命的意义。重新评估目前的工作是否符合你的价值观。如果没有，能采取哪些措施来改变自己目前的职位？现在，是不是该考虑换工作了？

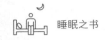

策略57 ▶ 做一名"瑜伽达人"

深层原理

瑜伽起源于古印度，是一套身体、心理和精神上的运动。最近的一篇综述总结研究了身心疗法对失眠的影响，这些研究发现瑜伽是一种有效的治疗方法，可以改善各种人群的睡眠质量。

我们的身心需要放松才能安稳入睡。瑜伽会促进副交感神经系统，也被称为休息与消化系统，有助于我们放松身心。

具体实施方法

在日常锻炼的安排中，加入规律性的瑜伽练习。开始时，每周锻炼30分钟，然后慢慢增加锻炼的频率和时间。你可以去瑜伽馆，有数不清的瑜伽馆供你选择；你还可以利用免费瑜伽课程（例如，网络上做瑜伽的视频）。记住临睡前，只做一些温和和恢复性的瑜伽动作。

伸展身体：

下面是一些可以在睡前做的恢复性瑜伽动作：

• 仰卧在地板上，把腿的背部靠在墙上，保持两条腿直立。你的身体会呈L型。保持这个姿势，坚持几分钟，同时放松肌肉，把注意力放在呼吸上。

• 仰卧在地板上。两脚脚掌合在一起，膝盖向两侧自然下垂。保持这个姿势，坚持1分钟，把注意力放在呼吸上。

• 仰卧在地板上，双腿伸直，双臂放在两侧，手掌朝上。慢慢地深呼吸，把注意力放在呼气和吸气上。

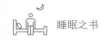

策略58 ▶ 向"胡思乱想"发起挑战

深层原理

　　长期失眠的一个原因是，每当我们想到睡眠不足可能带来的后果时，不由地感到高度的警觉或焦虑。我们越焦虑，身体就越难产生睡眠需求。

　　虽然对自己的失眠症状感到焦虑是正常的，但整日地思来想去（或者是一些事情引发你去想）不会帮助到你，也不会改善失眠。不妨先找出自己在什么情况下会出现"胡思乱想"的情况，然后向它们发起挑战，并最终改变这些想法，不再"胡思乱想"。

具体实施方法

　　可以利用下面的思维表格来挑战你的思维模式。开始时，坚持一周，每天填写表格的前三栏，直到你发现自己产生睡眠的消极想法的规律。接下来，在表格中列出支持和反对这些想法的事实依据，最终想出替代的想法，并为自己的情绪评级。采用这个方法后，你应该注意到焦虑减轻了。可以坚持每天这样记录，直到其他替代性的想法自然而然地出现。

表9　记录想法

情况	何种情况下，你会想到睡眠问题？
情绪	当时的感觉如何，感觉是否强烈（0%到100%）？
想法	你当时在想什么？
支持想法的证明	哪些事实会与当时的想法一致？
反对想法的依据	哪些事实与当时的想法相悖？
其他可替代的想法	权衡这两方面的事实依据，有没有一个更加全面的，对你有所帮助的想法？
情绪	你现在的情绪如何，这种情绪是否强烈？

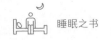

策略59 ▶ 不妨坐起来

深层原理

我们躺在床上清醒或者焦虑的时间越长，原本用于睡觉的床越是会与焦虑和失眠联系起来。为了打破这种联系，我们必须在睡不着的时候，起身离开。更多的信息，请参考第18页的策略3"请不要总躺在床上"。

如果起身离开床让你感觉更加焦虑，这种方法无疑是不奏效的；如果你有慢性疼痛，每次醒来时都起身离开床也是不现实的；如果晚上起身离开床，你可能会摔倒受伤；如果一离开床，你就过度兴奋；如果你没有留出足够的时间重新入睡，或者因为以往的经历，你对床有种畏惧感，夜间醒来后起身离开床的方法显然效果不佳。

如果你恰好属于上述中的一类，可以尝试使用反控制疗法，它的效果几乎和刺激控制一样有效。夜间醒来后，你可以坐起来，而不是起身离开。当你睡不着时，换一种与躺下睡觉不同的姿势，告诉大脑躺下是为了睡觉，而坐起来可以进行其他活动。

具体实施方法

估计一下时间，如果躺下的时间已经超过20分钟了，你还没有睡着，不妨坐起来，做一些舒缓的活动，比如阅读或看一集电视剧。在夜间醒来，坐起来要比躺着千方百计地入睡更有效。

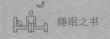
睡眠与创伤

　　经历、目睹甚至只是知道创伤性事件的人容易出现几种精神健康症状，包括失眠。当经历创伤时，我们的急性应激反应会被激活。它让我们的大脑充满各种化学物质，让我们保持清醒和"警觉"。创伤也会让我们做噩梦，或者不断地回忆过去。

　　这种过度觉醒会让我们难以入睡。也会让经历过创伤的人不想入睡，因为害怕做噩梦或者无法应对紧急情况。

　　如果你正在经历上述情况，请知悉这种情况其实非常常见，也并不意味着你很懦弱。你仍然能从治愈失眠的过程中获益，甚至能看到创伤症状的改善。许多经过训练的专业人士可以治疗创伤和失眠，你可以向他们寻求额外的支持。

策略60 ▶ 保持清醒

深层原理

我们的身体需要内环境稳态——稳定的内部环境以生存。内环境稳态的功能之一就是确保我们有足够的睡眠，使大脑和身体能够达到最佳运转状态。因此，这一晚睡得少，接下来一晚就会睡得多。

我们清醒的时间越长，身体就会产生更多的一种叫作腺苷的化学物质。我们体内储存的腺苷越多，一旦入睡，睡眠的时间就越长。在睡眠认知行为疗法中的睡眠限制策略就利用了这一原则。连续几周有意识地限制睡眠，身体的内环境稳态会自动重新设置。

尽管这一策略对改善失眠症状非常有效，但人们可能很难坚持。其中一个原因是他们很难在预先设定的就寝时间之前不睡觉。参考策略19"一分耕耘，一分收获"，了解如何设定适合自

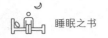

己的就寝时间。

具体实施方法

　　确定了在床上的就寝时间，安排好睡觉和起床后，可以用头脑风暴法想想，如何让自己在此之前保持清醒。可以列出一栏能让自己保持清醒的方法，之后在旁边一栏写出这些方法让你保持清醒的可能性（低、中、高）。在下一栏，写出这些方法干扰睡眠的可能性。实施能让你最有可能保持清醒，最不可能干扰睡眠的方法。

策略61 ▶ 持有一颗感恩的心

深层原理

持有一颗感恩的心，对我们的生活有许多积极的影响。它也会影响睡眠，我们越感恩，晚上睡得就越好。

人们普遍认为感恩主要通过不同的思维模式影响睡眠，尤其是在睡前。许多失眠者在睡觉前会对各种事情不自主地产生消极想法或者担忧。这些担忧会激活我们的急性应激反应。另一方面，学会感恩的人通常会对自己的生活方式有更广泛的积极思考，感觉更平静、更满足，会让他们睡得更好。

具体实施方法

在至少两周的时间里，试着每天抽出10~15分钟来写感恩日记。

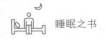

拿出纸和笔：

尽管写感恩日记没有对错之分，这里还是提供几种不同方法：

1. 每天写下让你感激的五件事。可以是人、重大事件、经历、事情——任何事情。写得要具体。

2. 每天写下三件对你来说顺利的事情。描述发生了什么，你认为很顺利的原因。

3. 给一个你感激的人或在某方面帮助过你的人写一封信，你一直还没有机会对他表示感谢。

策略62 ▶ 让睡觉充满仪式感

深层原理

我们很多人都知道日常行为习惯对孩子是有帮助的——它们为孩子提供了程式化、稳定的生活，帮助孩子养成健康的生活习惯。作为成年人，我们有时会忘记这对我们同样有好处。我们往往受困于日常生活的压力，忽略了那些有助于减轻压力的行为。压力越大，我们获得高质量睡眠的机会就越少，形成一个永无止境的循环。

打破这一循环的方法是养成健康的睡眠习惯。用一系列的富有仪式感的活动来帮助自己入睡，提醒大脑该休息了。因为我们的大脑喜欢捷径，随着时间的推移，某种行为重复的次数越多，它就变得越自然。如果每次参加这些睡前富有仪式感的活动，你都感到轻松，并能够入睡，再过一段时间，这些活动会提示大脑

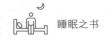

自然地产生睡眠。

具体实施方法

睡觉前至少1个小时，养成一系列让你能放松的习惯。下面是你可以效仿的睡前仪式的实例：

1. 将灯光调暗。

2. 关掉所有电子设备或戴上防蓝光眼镜。

3. 冲个热水淋浴或泡个热水澡。

4. 用牙线清洁牙齿。洗脸。

5. 躺在沙发上看书，直到感到困倦。

无论你在哪里，每天都重复上述睡前仪式，直到它成为一种习惯。请记住，坚持睡前仪式也要注意不能矫枉过正，警惕睡前仪式的反作用，比如你"必须"要进行睡前仪式，否则根本睡不着。

策略63 ▶ 增强应变能力

深层原理

　　想象前一天你几乎整夜没睡，感到疲惫和恼怒。在工作中，你不小心犯了个小错。你可能会认为是失眠导致了工作上的问题，这种想法让你更加疲惫和沮丧。

　　现在，再想象前一天你睡眠充足，醒来时感到精力充沛和快乐。如果你犯了同样的错误，现在你会怎么想？可能恰恰相反。你可能更倾向于剔除情绪，提醒自己每个人都会犯错，然后继续做事。

　　当感觉沮丧时，我们很难用平衡和理性的想法来缓解我们的情绪。提前写出一些情绪不佳时我们一时想不起来的词语，当身体不适时，用其提醒我们有一些想法或者应对策略可用。这有助于降低我们的觉醒、压力和焦虑的总体水平，从而帮助我们睡眠。

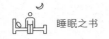

具体实施方法

1. 想象你曾经经历疲劳、焦虑、沮丧和其他消极情绪的时刻。再列出此时你通常会有的更糟的想法。在每个想法旁边，写出一个可能会让你感觉更好、更理性的想法。

2. 在索引卡片上写出相应的句子，每张卡上面写一个句子（例如，"失去工作的可能性很低"，或"暂停一下，深呼吸"）。

3. 随身携带这些卡片，每当你发现自己处于消极情绪状态时，拿出来看一下。

策略64 ▶ 不要忽视同时发生的其他症状

深层原理

常见的失眠诱发因素常常与家庭、健康或者工作、学校发生的事情有关，特别是一些消极的事件。如果这些问题不与失眠同时解决，你的睡眠恢复会更加困难。此外，患有失眠症的人经常同时患有其他精神健康类疾病。与失眠同时发生的最常见的心理健康障碍是双相情感障碍、抑郁和焦虑障碍。因此，即便不是首先治疗，也应该在治疗失眠时，同时治疗其他疾病。如果不同时治疗，失眠症状的改善会延迟，也会对整体健康产生负面影响。

具体实施方法

如果凭借自己，无法解决失眠的诱发因素，是时候考虑向周围的人寻求额外帮助（例如，朋友、家人、伴侣、牧师或心理健

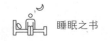

康专家）

　　如果经过医疗保健专业人员诊断，你患有失眠以外的其他精神疾病，或者你怀疑可能患有精神疾病，请不要忽视。尤其是如果你目前极度痛苦（由于心理或药物原因），患有药物滥用失常、双相情感障碍或恐慌症。这些都应该在治疗失眠之前解决。也可以找一位让你感觉舒服的医疗保健师，过硬的专业技术可以帮你解决遇到的困难。

失眠和抑郁症

　　重度抑郁症（简称MDD）会让患者情绪抑郁，一天当中，对几乎所有活动失去兴趣或乐趣，这种状况几乎每天都会发生，持续两周或者更长时间。重度抑郁症患者还会出现其他几种症状（至少同时出现五种症状），其中之一很可能包括失眠。

　　心理健康组织过去认为重度抑郁症会导致失眠。现在我们知道，未经治疗的失眠实际上会使人患重度抑郁症的风险增加一倍，甚至会增加患者自杀风险。对于已经患有重度抑郁的患者来说，如果失眠得不到及时治疗，即使他们接受了抑郁症的治疗，失眠也很难从抑郁症中恢复过来。如果他们康复了，但失眠持续，他们再次经历抑郁的可能性更高，因此，同时治疗失眠和抑郁是非常重要的。

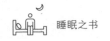

策略65 ▶ 走下"焦虑"的列车

深层原理

通常，当我们产生焦虑时，要么陷入其中，要么努力摆脱它们，因为焦虑让我们感到不舒服。然而，这样做实际上会让我们感觉更糟。深陷焦虑，或者非常纠结，让我们感觉失控，然而越是努力摆脱焦虑，它们越是挥之不去。然而，要学会在焦虑出现时，耐心地观察它们，而不是徒增烦恼，或者试图摆脱它们，这样可以帮助你减轻压力。这还可以帮助你化解自己的焦虑，重新调整自己，睡得更安稳。

具体实施方法

下次当你发现自己一想到睡眠，就会焦虑，不妨按照下面的步骤做：

1. 找一个让你感觉舒适的姿势，坐着或者躺着都可以。闭上眼睛，想象自己坐在山顶上。观察周边的一切。

2. 现在，想象地平线上出现一条火车轨道。紧接着，一列火车出现在轨道的尽头，慢慢地向视线中心驶来。

3. 把每节车厢，想象成你的一个想法。注意每节车厢经过，看着它们慢慢通过，接下来是另一节车厢。

4. 如果你有跳上其中任何一节车厢的冲动，慢慢地将注意力拉回来——平静地站在山顶，观察向你驶来的火车。

5. 继续想象，持续几分钟，直到想跳上火车的冲动逐渐减弱。

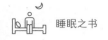
策略66 ▶ 最后一次夜间看表？你确定吗？

深层原理

在半夜没完没了的辗转反侧之后，你是否曾经一边起身查看钟表，一边自己禁不住默默倒数还剩几个小时，或者还有几分钟宝贵时间，可怕的闹钟就会响起？可是你越觉得剩下的睡眠时间太少，越难以重新入睡。压力使我们的大脑处于高度警觉状态，激活我们身体的急性应激系统，几乎不可能再次入睡。

有些人认为，夜间醒来查看时间可以让他们计算出剩余的睡觉时间，从而减轻压力。虽然这样可能会奏效，但也会养成半夜起身看表的习惯。如果在看表对再次入睡不起作用时，你仍然禁不住去看表，这种行为会逐步被强化。

具体实施方法

如果你习惯使用手机里的闹钟功能，考虑购买一个传统闹钟吧。让手机离开你的视线，把闹钟放得离床远一些，背对着你。这样，你就不会总想着把它翻过来看时间。每个人一晚上都会醒来许多次，即使是睡眠质量非常好的人，只是自己可能没意识到而已。试着告诉自己醒来是非常正常的，这样会减少焦虑，帮助你更快重新入睡。

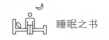

策略67 ▶ 气功

深层原理

气功起源于中国，其根基是中医、哲学和武术。这是一种身心相结合的锻炼方法，融合了姿势、动作、呼吸、声音和专注。最近的一项研究分析了几个随机临床试验，发现气功对改善睡眠质量有显著效果。气功通过缓慢、轻柔的动作，有规律的呼吸和专注力来调节身体机能，同时促进了血液循环。练习气功还可以减轻压力、焦虑，同时改善睡眠。

具体实施方法

每周抽出三到四次练习气功，每次5~10分钟，最好是在早上或下午。网上有很多免费的教学视频，在身体允许的情况下，可以从下面这种5分钟的气功练习开始：

1. 双脚站立（或者身体坐直），与肩同宽，膝盖微微弯曲，双臂向外伸展，手掌朝上，继续向上伸展，双臂围成一个大圆圈。

2. 手掌相对，沿身体中线向下缓慢移动。

3. 重复上述动作，当你的手向上伸展，在空中划出弧形时，深吸一口气，当双手沿身体中线向下移动到小腹时，呼气。

4. 坚持几分钟，专注于呼吸，当手向下移动时，释放内心中的压力。

一旦完成几分钟的气功小练习，检查一下大脑和身体。你是否感觉更放松了？

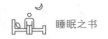

策略68 ▶ 相信自己

深层原理

相信自己有能力处理新任务或困难的信念，被称为自我效能。自我效能实际上决定了你是否能成功地完成任务或克服困难。如果你试图改善失眠，但在内心深处却认为自己做不到，那么任何可预见的和正常的挫折都会强化你的想法。你就更容易放弃。

自我效能的发展完善是通过成功地完成任务，接受足够多的挑战，见证他人（尤其是情况与我们类似的人）成功地完成任务，收到他人对我们成功的正面强化或者鼓励，以及我们自身对某种特定情况的情感态度和生理反应。

具体实施方法

以下是一些提高自我效能的方法：

1. 当你每天成功地完成本书中的至少一个策略，把它记录下来。用鼓励或表扬自己的方式来庆祝你的成功。

2. 告诉一位亲密朋友、家人或知己，他们可能一直在支持你完成目标，或者一直在鼓励你。友善地邀请他们每周与你联系一次，对你成功地完成任何事情予以表扬——即使仅仅是一件事。

3. 当遇到挫折时，注意对自己说的话。如果你想对自己说的话是消极而令人沮丧的，想一想如果是一位处境相同的好朋友，你会对他说些什么，把同样鼓励的话送给自己吧。

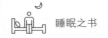

策略69 ▶ 你先戴上氧气面罩

深层原理

我们中的许多人都在与压力长期作斗争，因为有数不清的责任累积。我们很容易把自己的需求放在待处理事情清单的最后。虽然这有时是无法避免的，但我们不断地把自身的需求放在最后，从长期看，会让我们很难兼顾到其他应承担的责任。如果你坐过飞机，你应该听过飞机上的安全须知，在帮助别人之前，先戴上自己的氧气面罩。这同样适用于我们的日常生活，如果我们不照顾好自己，就不可能处理好其他需要注意的事情。

具体实施方法

制订一个自我照顾计划，时长至少15分钟，你可以每天练习。计划可以参考对以下问题的回答：

1. 可以做些什么来善待我们的身心？

   比如，拉伸、深呼吸、喝水、按摩、户外散步、正念减压。

2. 我喜欢从事哪些能让自己开心的兴趣活动？

   比如，亲近大自然、徒步旅行、去海滩、听音乐、看电影、阅读、旅行、烹饪，学习一项新技能。

3. 当我需要倾诉或陪伴时，可以找谁来提供支持？

   比如，朋友、家人、互助小组成员、导师、宠物。

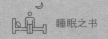

亚历克斯的睡眠故事

当我问亚历克斯是什么原因让他来到我的办公室时，他告诉我，为了在事业上出类拔萃，他经历了数年的艰苦时间，不断完善自己所需的各项技能。在几次突破了职业瓶颈后，他获得了晋升。

在得到晋升后不久，他发现自己躺在床上无法抑制自己的思绪。由于怀疑自己无法胜任新职位，在过去的六个月里，他的睡眠质量越来越差。有一天，他发现自己在完成一项重要任务时犯了一个错误。"我不能丢了这份工作，"他告诉我，眼里噙满了泪水。

随着时间的推移，我们发现他对新职位的焦虑是导致他无法从工作中为自己减压的主要原因。我们开始实施刺激控制疗法和自我照顾计划。

亚历克斯改变了导致他失眠的行为，最终他摆脱了困扰自己周而复始的失眠。

策略70 ▶ 克服对未完成任务的焦虑

深层原理

　　我们的大脑对于尚未处理完的任务，比已处理完成的任务印象更加深刻。这就导致了一种紧张感的积累，对一种未完成任务亟待完成的焦虑，被称为蔡加尼克效应（Zeigarnik effect）。如果我们暂时中止了一项任务，或者尚未完成一项任务，尤其是在睡觉前，尚未完成的任务会一直徘徊在我们的大脑中，以便集聚足够的力量来完成它。

　　研究人员发现，如果能在睡觉前，采取积极的步骤找到问题的解决方案，这是一种建设性的担忧，实际上可以降低认知觉醒水平。之后，我们的思想会慢慢平静下来，准备安然入睡了。

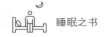
具体实施方法

1. 接下来的一周，在睡前三到四小时，做完一天大部分的事情后，找出15分钟的时间来试试以下方法。

2. 拿出一张纸，从中间对折成两列。

3. 在纸的一边，写下一些可能让你在夜间睡不着的主要问题或任务。

4. 在纸的另一边，写出解决每个问题的快速解决方案，至少一种。

5. 写完后，再把纸对折，放在一边。

每当你在半夜发现自己在为同样的问题担忧时，提醒自己此时此刻，你已经尽力了。

策略71 ▶ 睡前零食

深层原理

　　饥饿会让你无法入睡。从进化的角度来看，这是有道理的。如果我们处于饥饿的状态，大脑需要保持清醒和警觉，以便去寻找食物供我们生存。此外，饥饿会让人感觉痛苦，让我们无法入睡。

　　研究表明，瘦素和胃饥饿素是造成饱腹感和饥饿感的主要原因。当我们进食时，瘦素会向我们的大脑传递吃饱的信号。另一方面，胃饥饿素传递饥饿的信号。足够的瘦素可以抑制饥饿激素的分泌，因此我们就不会因为饥饿而半夜醒来，就能睡上一个安稳觉。虽然睡前最好不要吃得太多，但也不能有饥饿感。因此，最好保持平衡，既不要吃得太多太迟，又要确保我们的胃里有足够的食物，不会让我们整晚都睡不着。

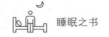

具体实施方法

　　如果在睡前发现自己饿了，试着吃一些富含蛋白质的零食，因为蛋白质中含有色氨酸，它会刺激大脑中褪黑素的产生——这种激素产生睡眠驱动力。请记住，睡前不要吃含有咖啡因的食物（如巧克力）和辛辣、酸性、高脂肪和含糖的食物。更多信息参考策略36的"有利于睡眠的食物"。以下是一些关于睡前零食的建议：牛奶、花生酱、奶酪。

策略72 ▶ 太极拳

深层原理

太极拳起源于中国,是一种柔软的身体锻炼方法,包括一系列深呼吸的动作,以缓慢、专心的方式进行,同时伴有冥想。一项关于太极拳对失眠影响的随机对照试验分析发现,太极拳可以改善不同人群的睡眠质量。

太极拳是太极中的一类。只要每周练习,坚持三个月,在治疗失眠方面与睡眠认知行为疗法同样有效。人们普遍认为,太极拳通过控制人的身体机能和觉醒水平,强调进行身心联系的正念运动,从而改善失眠症状。

具体实施方法

太极拳对所有年龄和健康水平的人都是安全的,因为它的力

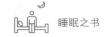

量小，对肌肉和关节施加的力度小。对于患有某些疾病的人（如严重的骨质疏松症、骨折、背部疼痛），建议避免太极拳的某些姿势。

尽管可以通过书籍或者视频教程来学习太极拳［例如贾斯汀·斯通（Justin Stone）制作的太极拳！运动带来欢乐］，开始学习太极拳时，有必要找到有资质的老师一起练习。开始的时候，每天抽出10分钟来学习不同的动作，一旦学会了，可以延长练习的时间。

策略73 ▶ 保持室内黑暗

深层原理

我们用眼睛感知所有的光线，它将信号发送到大脑的不同区域，包括视交叉上核（简称SCN）。视交叉上核负责控制我们醒来和入睡的时间。当视交叉上核接收到光信号时，它会告诉我们的大脑现在是白天，即使我们是接受灯光或者电子设备的照射。

研究人员已经证明了上述效应，他们发现卧室里的光线会显著地抑制褪黑激素的分泌，缩短我们的睡眠时间。有趣的是，即使我们闭上眼睛，也能感知到光线。因此，即使我们关掉卧室里所有的灯，闭上眼睛，只要有光从窗户或者从另一个房间里射进来，它就会让我们清醒，或者会唤醒我们。这是为什么在我们睡觉的时候，卧室里要尽可能地遮挡住光线的射入。

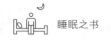

具体实施方法

• 检查卧室里是否有任何人造光源，比如闹钟、从窗户射进来的光、电子设备，甚至是电视电源按钮。

• 挡住这些光源，试着用遮光帘或者窗帘遮住窗户，或者扭转光源，或者用一块布遮住它。

• 如果室内太黑，你担心自己夜间无法安全地去洗手间，试着在浴室里放一个光线暗淡的夜灯。

策略74 ▶ 不要限制睡眠，而是压缩睡眠

深层原理

如果你确实能够实施限制睡眠的策略，它的效果非常好。但是，有些人在实际中遇到困难——通常是那些对睡眠非常焦虑的人，他们可能认为无法忍受睡眠限制。出于这个原因，发展起来另一种睡眠限制形式——睡眠压缩。

与其严格限制躺在床上的时间，然后重新恢复正常起居时间，睡眠压缩则相反——以30分钟为单位逐步限制躺在床上的时间，直到睡眠恢复正常。虽然这种方法对治疗失眠同样有效，但它是一个缓慢的过程。因此，耐心对于取得进步至关重要。这一策略也有助于那些无法实施睡眠限制策略的患者（比如，双相型障碍或者恐慌症患者）。

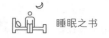

具体实施方法

1. 写睡眠日记（比如"CBT-i Coach"应用程序，或者参考第14页）记录一到两周的睡眠，并确定平均卧床时间（简称TIB）。

2. 平均卧床时间减去30分钟，得到压缩后的卧床时间。

3. 根据你的日程时间表、睡眠类型和压缩后卧床时间，设定一个固定的起床时间。坚持一周，并继续记录你的睡眠。

4. 每周减少30分钟的卧床时间，同时保持一个稳定的起床时间，直到睡眠恢复正常。睡眠恢复正常意味着，平均卧床时间占总睡眠时间（也就是睡眠效率）的百分比超过90%，或者你开始在白天感到困倦。

预防失眠复发

　　在尝试了本书中的睡眠策略之后，你应该能够找到适合自己的方法来缓解失眠症状。如果今后失眠再次出现，你该知道如何处理失眠症状。要积极主动，提前列出有效的策略，在症状严重之前，你就可以轻松地回想起如何改善失眠。

　　失眠症状得到缓解后，考虑给自己写一封信，讲述你的失眠之旅，以及如何改善症状。如果将来遇到困难，可以添加一些鼓励或者安慰的话。如果你想不出合适的词语，我送给你一句：你已经战胜过失眠，一定可以再次成功！

致谢

我要衷心感谢出版商卡利斯托传媒公司（Callisto Media），感谢他们给我撰写本书的机会，感谢编辑莉娅·奥塔维亚诺（Lia Ottaviano）和萨拉·肯德尔（Sara Kendall），感谢他们一直以来的鼓励和睿智的指导。我还要感谢所有的研究人员，他们在睡眠、健康和心理学领域做出了卓越的贡献，促进了我们对失眠的最佳治疗方法的认识。

如果没有我的导师，雪莉·哈勒尔（Shelly Harrell）博士，今天我就不会成为一名心理学家。感谢您一直以来的鼓励，感谢您多年来对我不断的指导和无尽的支持。我还要感谢所有的客户，多年来非常荣幸为你们提供各种治疗方法，感谢你们让我成为你们人生旅程的一部分，并为我设定的目标做出贡献。最重要的是，我要感谢我的丈夫萨拉尔（Salar），他充满爱心和关怀，感谢他一直以来的支持和奉献，以及我的妹妹丽贝卡（Rabecca），感谢她的爱和友谊。本书的问世离不开他们的支持。

相关图书资源

① Carney, Colleen, and Rachel Manber (2009). *Quiet Your Mind and Get to Sleep: Solutions to Insomnia for Those with Depression, Anxiety, or Chronic Pain.* Oakland: New Harbinger.

② Edinger, Jack D., and Colleen E. Carney (2014). *Overcoming Insomnia: A Cognitive-Behavioral Therapy Approach Workbook.* New York: Oxford University Press.

③ Hauri, Peter J., and Shirley Linde (1996). *No More Sleepless Nights.* New York: John Wiley and Sons.

④ Jacobs, Gregg D. (2009). *Say Goodnight to Insomnia: The Six-Week, Drug-Free Program Developed at Harvard Medical School.* New York: Henry Holt.

⑤ Stone, Justin (2009). *T'ai Chi Chih! Joy Thru Movement.* Good Karma Press.

参考资料

[1] Aeschbach, D., Sher, L., Postolache, T. T., Matthews, J. R., Jackson, M. A., & Wehr, T. A. (2003). A longer biological night in long sleepers than in short sleepers. *The Journal of Clinical Endocrinology & Metabolism,* 88(1), 26–30. https://doi.org/10.1210/ jc.2002-020827

[2] American Psychiatric Association (2013). *Diagnostic And Statistical Manual of Mental Disorders, Fifth Edition.* Washington, DC.

[3] Angarita, G. A., Emadi, N., Hodges, S., & Morgan, P. T. (2016). Sleep abnormalities associated with alcohol, cannabis, cocaine, and opiate use: A comprehensive review. *Addiction Science & Clinical Practice,* 11(1), 9. https://doi.org/10.1186/s13722-016-0056-7

[4] Babson, K. A., Sottile, J., & Morabito, D. (2017). Cannabis, Cannabinoids, and Sleep: A Review of the Literature. *Current Psychiatry Reports,* 19(4). https://doi.org /10.1007/s11920-017-0775-9

[5] Baglioni, C., Battagliese, G., Feige, B., Spiegelhalder, K., Nissen, C., Voderholzer, U., ...Riemann, D. (2011). Insomnia as a

predictor of depression: A meta-analytic evaluation of longitudinal epidemiological studies. *Journal of Affective Disorders,* 135(1–3), 10–19. https://doi.org/10.1016/j.jad.2011.01.011

[6] Ballesio, A., Aquino, M. R. J. V, Kyle, S. D., Ferlazzo, F., & Lombardo, C. (2019). Executive functions in insomnia disorder: A systematic review and exploratory meta-analysis. *Frontiers in Psychology,* 10, 101.https://doi.org/10.3389/fpsyg.2019.00101

[7] Bandura, A. (1977). Self-efficacy: Toward a unifying theory of behavioral change. *Psychological Review,* 84(2), 191–215. https://doi.org/10.1037/0033-295X.84.2.191

[8] Basner, M., Babisch, W., Davis, A., Brink, M., Clark, C., Janssen, S., & Stansfeld, S. (2014). Auditory and non-auditory effects of noise on health. *The Lancet,* 383(9925), 1325–32. https://doi.org/10.1016/S0140-6736(13)61613-X

[9] Bastien, C. H., Vallieres, A., & Morin, C. M. (2004). Precipitating factors of insomnia. *Behavioral Sleep Medicine,* 2(1), 50–62. https://doi.org/10.1207/s15402010bsm0201_5

[10] Bernert, R. A., & Nadorff, M. R. (2015). Sleep disturbances and suicide risk. *Sleep Medicine Clinics,* 10(1), 35–9. https://doi.

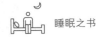

org/10.1016/j.jsmc.2014.11.004

[11] Bootzin, R. R., & Rider, S. P. (1997). Behavioral techniques and biofeedback for insomnia. In *Understanding Sleep: The Evaluation and Treatment of Sleep Disorders*, 315–38. https://doi. org/10.1037/10233-016

[12] Broomfield, N. M., & Espie, C. A. (2003). Initial Insomnia and paradoxical intention: An experimental investigation of putative mechanisms using subjective and actigraphic measurement of sleep. *Behavioural and Cognitive Psychotherapy*, 31(3), 313–24. https:// doi.org/10.1017/S1352465803003060

[13] Bubu, O. M., Brannick, M., Mortimer, J., Umasabor-Bubu, O., Sebastião, Y. V., Wen, Y., ...Anderson, W. M. (2017). Sleep, cognitive impairment, and Alzheimer's disease: a systematic review and meta-analysis. *Sleep*, 40(1), zsw032. https://doi.org/10.1093/ sleep/zsw032

[14] Buysse, D. J., Angst, J., Gamma, A., Ajdacic, V., Eich, D., & Rössler, W. (2008). Prevalence, course, and comorbidity of insomnia and depression in young Adults. *Sleep*, 31(4), 473–80. https://doi.org/10.1093/sleep/31.4.473

[15] Cappuccio, F. P., Taggart, F. M., Kandala, N.-B., Currie, A., Peile, E., Stranges, S., & Miller, M. A. (2008). Meta-analysis of short sleep duration and obesity in children and adults. *Sleep,* 31(5), 619–26. https://doi.org/10.1093/sleep/31.5.619

[16] Carney, C. E., & Waters, W. F. (2006). Effects of a structured problem-solving procedure on pre-sleep cognitive arousal in college students with insomnia. *Behavioral Sleep Medicine,* 4(1), 13–28. https://doi.org/10.1207/s15402010bsm0401_2

[17] Chang, A.-M., Aeschbach, D., Duffy, J. F., & Czeisler, C. A. (2015). Evening use of light-emitting eReaders negatively affects sleep, circadian timing, and next-morning alertness. *Proceedings of the National Academy of Sciences of the United States of America,* 112(4), 1232–7. https://doi.org/10.1073/pnas.1418490112

[18] Chung, F., Yegneswaran, B., Liao, P., Chung, S. A., Vairavanathan, S., Islam, S., ...Shapiro, C. M. (2008). STOP questionnaire. *Anesthesiology,* 108(5), 812–21. https://doi.org/10.1097/ALN.0b013e31816d83e4

[19] Conroy, D. A., Kurth, M. E., Strong, D. R., Brower, K. J., & Stein, M. D. (2016). Marijuana use patterns and sleep among community-

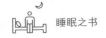
based young adults. *Journal of Addictive Diseases,* 35(2), 135–43. https://doi.org/10.1080/10550887.2015.1132986

[20] Daley, M., Morin, C. M., LeBlanc, M., Grégoire, J. P., Savard, J., & Baillargeon, L. (2009). Insomnia and its relationship to health-care utilization, work absenteeism, productivity and accidents. *Sleep Medicine,* 10(4), 427–38. https://doi.org/10.1016/j.sleep.2008.04.005

[21] Davies, R., Lacks, P., Storandt, M., & Bertelson, A. D. (1986). Countercontrol treatment of sleep-maintenance insomnia in relation to age. *Psychology and Aging,* 1(3), 233–8. Retrieved from http://www.ncbi.nlm.nih.gov /pubmed/3267403

[22] Driver, H. S., & Taylor, S. R. (2000). Exercise and sleep. *Sleep Medicine Reviews,* 4(4), 387–402. https://doi.org/10.1053/SMRV.2000.0110

[23] Emmons, R. A., & McCullough, M. E. (2003). Counting blessings versus burdens: An experimental investigation of gratitude and subjective well-being in daily life. *Journal of Personality and Social Psychology,* 84(2), 377–89. Retrieved from http://www.ncbi.nlm.nih.gov /pubmed/12585811

[24] Exelmans, L., & Van den Bulck, J. (2017). Bedtime, shuteye time and electronic media: Sleep displacement is a two-step process. *Journal of Sleep Research,* 26(3), 364–70. https://doi.org/10.1111/jsr.12510

[25] Ford, D. E., & Kamerow, D. B. (1989). Epidemiologic study of sleep disturbances and psychiatric disorders. An opportunity for prevention? *JAMA,* 262(11), 1479–84. Retrieved from http://www.ncbi.nlm.nih.gov /pubmed/2769898

[26] Gates, P. J., Albertella, L., & Copeland, J. (2014). The effects of cannabinoid administration on sleep: A systematic review of human studies. *Sleep Medicine Reviews, 18(6),* 477–87. https://doi.org/10.1016/j.smrv.2014.02.005

[27] Gooley, J. J., Chamberlain, K., Smith, K. A., Khalsa, S. B. S., Rajaratnam, S. M. W., Van Reen, E., ...Lockley, S. W. (2011). Exposure to room light before bedtime suppresses melatonin onset and shortens melatonin duration in humans. *The Journal of Clinical Endocrinology & Metabolism,* 96(3), E463–72. https://doi.org/10.1210/jc.2010-2098

[28] Greer, S. M., Goldstein, A. N., & Walker, M. P. (2013). The impact

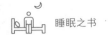

of sleep deprivation on food desire in the human brain. *Nature Communications,* 4, 2259. https://doi.org/10.1038/NCOMMS3259

[29] Harvey, A. G., & Farrell, C. (2003). The efficacy of a Pennebaker-like writing intervention for poor sleepers. *Behavioral Sleep Medicine,* 1(2), 115–24. https://doi .org/10.1207/ S15402010BSM0102_4

[30] Harvey, A. G., & Payne, S. (2002). The management of unwanted pre-sleep thoughts in insomnia: Distraction with imagery versus general distraction. *Behaviour Research and Therapy,* 40(3), 267–77. Retrieved from http://www.ncbi.nlm.nih.gov/ pubmed/11863237

[31] Horne, J., & Moore, V. (1985). Sleep EEG effects of exercise with and without additional body cooling. *Electroencephalography and Clinical Neurophysiology,* 60(1), 33–8. https://doi. org/10.1016/0013-4694(85)90948-4

[32] Huedo-Medina, T. B., Kirsch, I., Middlemass, J., Klonizakis, M., & Siriwardena, A. N. (2012). Effectiveness of non-benzodiazepine hypnotics in treatment of adult insomnia: Meta-analysis of data submitted to the Food and Drug Administration. *BMJ (Clinical*

Research Ed.), 345, e8343. https://doi.org/10.1136/bmj.e8343

[33] Irwin, M. R., Olmstead, R., Carrillo, C., Sadeghi, N., Nicassio, P., Ganz, P. A., & Bower, J. E. (2017). Tai Chi Chih compared with cognitive behavioral therapy for the treatment of insomnia in survivors of breast cancer: A randomized, partially blinded, noninferiority trial. *Journal of Clinical Oncology,* 35(23), 2656–65. https:// doi.org/10.1200/JCO.2016.71.0285

[34] Jackowska, M., Brown, J., Ronaldson, A., & Steptoe, A. (2016). The impact of a brief gratitude intervention on subjective well-being, biology and sleep. *Journal of Health Psychology,* 21(10), 2207–17. https://doi.org/10.1177/1359105315572455

[35] Jaehne, A., Loessl, B., Bárkai, Z., Riemann, D., & Hornyak, M. (2009). Effects of nicotine on sleep during consumption, withdrawal and replacement therapy. *Sleep Medicine Reviews,* 13(5), 363–77. https://doi .org/10.1016/J.SMRV.2008.12.003

[36] Jarrin, D. C., Alvaro, P. K., Bouchard, M.-A., Jarrin, S. D., Drake, C. L., & Morin, C. M. (2018). Insomnia and hypertension: A systematic review. *Sleep Medicine Reviews,* 41, 3–38. https://doi. org/10.1016/J.SMRV.2018.02.003 Kabat-Zinn, J. (2009). *Full*

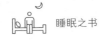

Catastrophe Living: Using the Wisdom of Your Body and Mind to Face Stress, Pain, and Illness. New York: Bantam Dell.

[37] Karp, J. F., Buysse, D. J., Houck, P. R., Cherry, C., Kupfer, D. J., & Frank, E. (2004). Relationship of variability in residual symptoms with recurrence of major depressive disorder during maintenance treatment. *American Journal of Psychiatry,* 161(10), 1877–84. https://doi.org/10.1176/ajp.161.10.1877

[38] Kripke, D. F., Langer, R. D., & Kline, L. E. (2012). Hypnotics' association with mortality or cancer: A matched cohort study. *BMJ Open,* 2(1), e000850. https://doi.org/10.1136/bmjopen-2012-000850

[39] Laugsand, L. E., Vatten, L. J., Platou, C., & Janszky, I. (2011). Insomnia and the risk of acute myocardial infarction. *Circulation,* 124(19), 2073–81. https://doi .org/10.1161/CIRCULATIONAHA.111.025858

[40] Levenson, J. C., Shensa, A., Sidani, J. E., Colditz, J. B., & Primack, B. A. (2016). The association between social media use and sleep disturbance among young adults. *Preventive Medicine,* 85, 36–41. https://doi .org/10.1016/j.ypmed.2016.01.001

[41] Li, F., Fisher, K. J., Harmer, P., Irbe, D., Tearse, R. G., & Weimer,

C. (2004). Tai Chi and self-rated quality of sleep and daytime sleepiness in older adults: A randomized controlled trial. *Journal of the American Geriatrics Society,* 52(6), 892–900. https://doi. org/10.1111 /j.1532-5415.2004.52255.x

[42] Lichstein, K. L., Riedel, B. W., Wilson, N. M., Lester, K. W., & Aguillard, R. N. (2001). Relaxation and sleep compression for late-life insomnia: A placebo-controlled trial. *Journal of Consulting and Clinical Psychology,* 69(2), 227–39. Retrieved from http://www. ncbi.nlm.nih .gov/pubmed/11393600

[43] Ma, X., Yue, Z.-Q., Gong, Z.-Q., Zhang, H., Duan, N.-Y., Shi, Y.-T., ...Li, Y.-F. (2017). The effect of diaphragmatic breathing on attention, negative affect and stress in healthy adults. *Frontiers in Psychology,* 8, 874. https://doi.org/10.3389/fpsyg.2017.00874

[44] McEwen, B. S. (2004). Protection and damage from acute and chronic stress: Allostasis and allostatic overload and relevance to the pathophysiology of psychiatric disorders. *Annals of the New York Academy of Sciences,* 1032(1), 1–7. https://doi.org /10.1196/ annals.1314.001

[45] Mitchell, M. D., Gehrman, P., Perlis, M., & Umscheid, C. A. (2012).

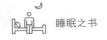睡眠之书

Comparative effectiveness of cognitive behavioral therapy for insomnia: A systematic review. *BMC Family Practice,* 13(1), 40. https://doi .org/10.1186/1471-2296-13-40

[46] Muzet, A. (2007). Environmental noise, sleep and health. *Sleep Medicine Reviews,* 11(2), 135–42. https://doi .org/10.1016/ J.SMRV.2006.09.001

[47] Ohayon, M. M. (2002). Epidemiology of insomnia: What we know and what we still need to learn. *Sleep Medicine Reviews,* 6(2), 97–111. Retrieved from http://www.ncbi.nlm.nih.gov/ pubmed/12531146

[48] Pennebaker, J. W. (1997). Writing about emotional experiences as a therapeutic process. *Psychological Science,* 8(3), 162–6. https://doi. org/10.1111/j.1467-9280 .1997.tb00403.x

[49] Qaseem, A., Kansagara, D., Forciea, M. A., Cooke, M., & Denberg, T. D. (2016). Management of chronic insomnia disorder in adults: A clinical practice guideline from the american college of physicians. *Annals of Internal Medicine,* 165(2), 125. https://doi.org/10.7326/ M15-2175 Rash, J. A., Kavanagh, V. A. J., & Garland, S. N. (2019). A meta-analysis of mindfulness-based therapies for insomnia

and sleep disturbance: Moving towards processes of change. *Sleep Medicine Clinics,* 14(2), 209–33. https://doi.org/10.1016/J.JSMC.2019.01.004

[50] Roth, T., Jaeger, S., Jin, R., Kalsekar, A., Stang, P. E., & Kessler, R. C. (2006). Sleep problems, comorbid mental disorders, and role functioning in the national comorbidity survey replication. *Biological Psychiatry,* 60(12), 1364–71. https://doi.org/10.1016/j.biopsych .2006.05.039

[51] Stone, J. F. (1996). *T'ai chi chih!: Joy through movement.* Albuquerque, NM: Good Karma Publishing, Inc.

[52] Sung, E. J., & Tochihara, Y. (2000). Effects of bathing and hot footbath on sleep in winter. *Journal of Physiological Anthropology and Applied Human Science,* 19(1), 21–7. Retrieved from http://www.ncbi .nlm.nih.gov/pubmed/10979246

[53] Trauer, J. M., Qian, M. Y., Doyle, J. S., Rajaratnam, S. M. W., & Cunnington, D. (2015). Cognitive behavioral therapy for chronic insomnia: A systematic review and meta-analysis. *Annals of Internal Medicine,* 163(3), 191–204. https://doi.org/10.7326/M14-2841

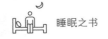
[54] Troxel, W. M., Kupfer, D. J., Reynolds III, C. F., Frank, E., Thase, M. E., Miewald, J. M., & Buysse, D. J. (2012). Insomnia and objectively measured sleep disturbances predict treatment outcome in depressed patients treated with psychotherapy or psychotherapy-pharmacotherapy combinations. *The Journal of Clinical Psychiatry,* 73(04), 478–85. https://doi.org/10.4088/JCP.11m07184

[55] Vgontzas, A. N., Liao, D., Pejovic, S., Calhoun, S., Karataraki, M., & Bixler, E. O. (2009). Insomnia with objective short sleep duration is associated with type 2 diabetes: A population-based study. *Diabetes Care,* 32(11), 1980–85. https://doi.org/10.2337/dc09-0284

[56] Vgontzas, A. N., Tsigos, C., Bixler, E. O., Stratakis, C. A., Zachman, K., Kales, A., ...Chrousos, G. P. (1998). Chronic insomnia and activity of the stress system: A preliminary study. *Journal of Psychosomatic Research,* 45(1), 21–31. https://doi.org/10.1016 / S0022-3999(97)00302-4

[57] Wang, X., Li, P., Pan, C., Dai, L., Wu, Y., & Deng, Y. (2019). The effect of mind-body therapies on insomnia: A systematic review and meta-analysis. *Evidence-Based Complementary and Alternative Medicine,* 2019, 1–17. https://doi.org/10.1155/2019/9359807

[58] Waters, W. F., Hurry, M. J., Binks, P. G., Carney, C. E., Lajos, L. E., Fuller, K. H., ...Tucci, J. M. (2003). Behavioral and hypnotic treatments for insomnia subtypes. *Behavioral Sleep Medicine,* 1(2), 81–101. https://doi.org/10.1207/S15402010BSM0102_2

[59] Watkins, E. R., Mullan, E., Wingrove, J., Rimes, K., Steiner, H., Bathurst, N., ...Scott, J. (2011). Rumination-focused cognitive-behavioural therapy for residual depression: Phase II randomised controlled trial. *The British Journal of Psychiatry,* 199, 1–6. https://doi.org/10.1192/bjp.bp.110.090282

[60] Wetter, D. W., & Young, T. B. (1994). The relation between cigarette smoking and sleep disturbance. *Preventive Medicine,* 23(3), 328–34. https://doi.org/10.1006/PMED.1994.1046

[61] Wood, A. M., Joseph, S., Lloyd, J., & Atkins, S. (2009). Gratitude influences sleep through the mechanism of pre-sleep cognitions. *Journal of Psychosomatic Research,* 66(1), 43–8. https://doi.org/10.1016/J.JPSYCHORES.2008.09.002

[62] Woodyard, C. (2011). Exploring the therapeutic effects of yoga and its ability to increase quality of life. *International Journal of Yoga,* 4(2), 49–54. https://doi.org/10.4103/0973-6131.85485

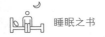
[63] Woznica, A. A., Carney, C. E., Kuo, J. R., & Moss, T. G. (2015). The insomnia and suicide link: Toward an enhanced understanding of this relationship. *Sleep Medicine Reviews,* 22, 37–46. https://doi.org/10.1016/j.smrv.2014.10.004

[64] Wright, K. M., Britt, T. W., Bliese, P. D., Adler, A. B. Picchioni, D., & Moore, D. (2011). Insomnia as predictor versus outcome of PTSD and depression among Iraq combat veterans. *Journal of Clinical Psychology,* 67(12), 1240–1258. https://doi.org/10.1002/jclp.20845

[65] Yang, P.-Y., Ho, K.-H., Chen, H.-C., & Chien, M.-Y. (2012). Exercise training improves sleep quality in middle-aged and older adults with sleep problems: A systematic review. *Journal of Physiotherapy,* 58(3), 157–63. https://doi.org/10.1016/S1836-9553(12)70106-6

[66] Youngstedt, S. D., O'Connor, P. J., & Dishman, R. K. (1997). The effects of acute exercise on sleep: A quantitative synthesis. *Sleep,* 20(3), 203–14. Retrieved from http://www.ncbi.nlm.nih.gov/pubmed/9178916